HISTOIRE

DE LA

MÉDECINE

PAR

L. BARBILLION

PARIS

A. DUPRET, ÉDITEUR

RUE DE MÉDICIS, 3

1886

HISTOIRE DE LA MÉDECINE

ANGERS, IMP. BURDIN ET Cie, RUE GARNIER, 4

HISTOIRE

DE LA

MÉDECINE

PAR

L. BARBILLION &

PARIS

A. DUPRET, ÉDITEUR

RUE DE MÉDICIS, 3

1886

HISTOIRE DE LA MÉDECINE

CHAPITRE PREMIER

La médecine avant Hippocrate.

La médecine n'est pas seulement l'art de guérir ;
elle est encore et surtout la science de la vie ; elle
confine à toutes les connaissances humaines, em-
piète souvent sur leur domaine, et profite de leurs
découvertes comme celles-ci profitent des siennes.
Son histoire suit pas à pas les phases de développement de l'esprit humain. Les progrès qu'il réalise,
les arrêts qu'il subit, la marche rétrograde que lui
impriment les grands cataclysmes politiques ont
leur retentissement sur la médecine. Manifestation
permanente d'un effort intellectuel sans cesse dirigé

1

vers le même but, elle enregistre fidèlement les grandes oscillations de la pensée, comme elle s'imprègne des idées, des espérances et des superstitions régnantes. La médecine d'un peuple donne la mesure de sa capacité cérébrale, comme la médecine d'un siècle nous renseigne sur son développement intellectuel.

On conçoit facilement que l'invasion brutale de la maladie qui terrasse en quelques heures un homme plein de force et de santé, que l'extension mystérieuse des épidémies, que le spectacle terrifiant de l'agonie et de la mort soient bien faits, en vérité, pour dérouter l'intelligence des peuples encore en enfance, et que ceux-ci, dans la terreur religieuse qui les frappe, rapportent aux divinités dont leur ignorance peuple le monde, des faits qui dépassent les limites de leur raison. Cette phase théologique est vraisemblablement la première que la médecine ait eu à traverser chez tous les peuples ; phase transitoire chez les uns que leur perfectibilité intellectuelle dégage bientôt des réseaux du mysticisme et de la crédulité, phase persistante et définitive dont ne sortiront peut-être jamais ceux que condamne au *statu quo* l'infériorité de leur organisation cérébrale.

De cette foi aveugle à l'intervention des puissances supérieures dans la vie et la santé des hommes, résulte une confiance illimitée dans le pouvoir de ceux qui personnifient ces puissances

sur la terre. Et c'est ainsi que les mages, que les
rois-médecins de l'Égypte, que les druides joignent
à leur ministère le privilège de guérir les maladies ;
que les évêques et les rois guérissent les écrouelles
par l'imposition des mains ; que l'épilepsie devient
une maladie sacrée ; que toute une catégorie
d'affections nerveuses considérées comme produites
par la possession démoniaque, n'ont de remèdes
que dans l'exorcisme, ou de guérison que dans les
flammes du bûcher. « De là l'intervention des prêtres
dans les temples antiques, des mages, des magiciens, des astrologues, des devins, des oracles, des
pythonisses, des sybilles, des sorciers, des thau-
maturges, des magnétiseurs, des pèlerins et des
pèlerinages aux lieux profanes et sacrés, des religieuses, des amulettes, des somnambules, des ho-
mœopathes, des hydrologues, des charlatans et des
imposteurs de toute nature. » (Bouchut, *Histoire
de la médecine et des doctrines médicales*, t. I,
p. 9.)

L'Orient, qui vit naître et briller les grandes
civilisations primitives, dut entendre les premiers
balbutiements d'une médecine analogue, médecine
tout à fait à part, mélange de mysticisme et de
superstition, conséquence inévitable du fatalisme
qui constituait le fond moral et religieux des Aryas.
C'est dans leurs hymnes héroïques, dans les Védas,
que l'on peut retrouver comme des vestiges de ce
que devait être chez ces peuples l'idée médicale.

Le Rig-Véda mentionne quelques maladies telles que la lèpre et la phtisie ; un de ces hymnes est consacré aux cent quatre plantes médicinales ; la prière, la magie, les incantations, les conjurations, sont les seuls remèdes aux maux qui frappent l'humanité. L'étroite parenté des Aryas et des Hellènes ; l'unité probable de la grande famille indo-européenne que semblent démontrer les travaux modernes de philologie et d'archéologie, permettent de supposer que la phase mystique n'a pas plus manqué à la médecine des anciens Hellènes qu'à celle de leurs frères les Aryas ; mais tandis que les uns se sont immobilisés pour ainsi dire dans l'état où ils étaient il y a plus de trois mille ans, tandis que l'Indien actuel est comme l'image fidèle de son ancêtre, l'auteur des Védas, les Hellènes au contraire, se trouvent emportés dans un admirable mouvement d'évolution progressiste qui à travers la période homérique, aboutit à l'apothéose splendide du génie grec, au siècle de Périclès.

Et voilà que déjà, à l'époque d'Homère, la médecine grecque a su s'élever au-dessus de l'atmosphère étouffante du mysticisme et de la théurgie ; voilà qu'appuyée sur les systèmes philosophiques, première ébauche de la liberté de pensée et d'examen, et surtout sur l'observation attentive des faits, elle a su se constituer en tant que connaissance humaine sur des bases solides ; de façon que « dès cette époque et contrairement à l'opinion généralement admise, on peut affirmer que la médecine comme la chirurgie possèdent une existence réelle. » (Daremberg.)

Sans doute la crédulité n'a pas perdu des droits dont elle use encore au xixe siècle ; et les malades continueront de se rendre en foule dans les temples de Titane, de Tricca, d'Épidaure et de Pergame, pour y chercher la guérison dans des pratiques superstitieuses. On peut dire même que la médecine d'alors reçoit plutôt une influence néfaste d'une philosophie essentiellement métaphysique où les grands problèmes de la santé, de la maladie et de la mort sont discutés ; où la physiologie s'éveille dans des théories cosmogoniques qui pour être le plus souvent le fruit de conceptions *a priori*, n'en revêtent pas moins un caractère de grandeur imposante, et témoignent d'une élévation de pensée qui confond. Mais à côté des Asclépiades, prêtres d'Esculape et desservants de ses temples, à côté des grands philosophes, des Thalès, des Zénon, des Diogène d'Apollonie, des Héraclite, des Pythagore, et des Empédocle, il existait toute une génération médicale descendant d'Esculape et de ses fils Machaon et Podalire dont parle Homère, et qui représentent la médecine scientifique et laïque.

Longtemps avant Hippocrate, des écoles médicales célèbres florissaient à Cos, à Cnide, à

Cyrène, à Crotone, et c'est de ces écoles que sortirent ces Asclépiades laïques, dont les uns, appelés *périodeutes* ou voyageurs, allaient de ville en ville exercer leur art, dont les autres « médecins publics ou pensionnés, existaient dans toutes les villes importantes, à Athènes, à Samos, à Egine, et jusqu'à la cour des rois de Perse. » (Daremberg.)

Il ne nous est rien resté des écoles de Rhodes, de Crotone et de Cyrène. Quant aux écrits qui émanent de celles de Cos et de Cnide, ils forment la Collection hippocratique, due à un certain nombre d'auteurs, parmi lesquels le plus connu est Hippocrate, surnommé le Père de la médecine.

CHAPITRE II

Hippocrate. — Sa vie. — La collection Hippocratique. — Cos
et Cnide. — Le serment.

Hippocrate II naquit à Cos vers l'an 460 av. J.-C.,
trente ans avant la guerre de Péloponnèse, la première année de la LXXXe olympiade.

Fils d'Héraclite, petit fils d'Hippocrate Ier, il
appartenait à la célèbre famille des Asclépiades où,
depuis Esculape, son fondateur, la médecine était
héréditaire.

Hippocrate va vivre à une époque où tout est
grand en Grèce, ou le génie sous toutes ses formes
brille du plus vif éclat ; époque où s'élève dans sa
sérénité la voix de Socrate et celle d'Anaxagore ;
où dans le théâtre encore tout frissonnant des ac-
cents d'Eschyle, court l'émotion poignante des
tragédies de Sophocle et d'Euripide, et éclate le
large rire d'Aristophane. Autour de Périclès se
pressent des orateurs comme Lysias, des peintres
comme Zeuxis, Polygnote et Parrhasias, des sculp-
teurs comme Phidias, des mathématiciens comme
Méton ; des historiens comme Hérodote et Thucy-
dide. Dans cette phalange immortelle, Hippocrate

a sa place, et on peut le dire, à la gloire de la médecine, cette place est belle.

Instruit dès sa jeunesse des premiers principes de la médecine, Hippocrate consacra plusieurs années à voyager. Il visita la Thessalie, la Thrace, la Macédoine, la Lybie, étudiant les maladies, observant les épidémies propres à ces régions. Il exerça quelque temps la médecine à Athènes, puis revint dans sa patrie et se consacra tout entier au soulagement de ses concitoyens. La calomnie ne l'a pas épargné. Un certain Andréas l'accuse d'avoir brûlé la bibliothèque des Cnidiens après l'avoir pillée à son profit. La haute moralité professionnelle d'Hippocrate, son habileté, sa perspicacité, sont aussi connues que son patriotisme. Sur ce sujet, vraies ou fausses, les anecdotes abondent. La peste ravage l'Illyrie, Hippocrate, prévoyant l'invasion du fléau dans sa patrie envoie ses deux fils Thessalus et Dracon et son gendre Polybe au secours des populations affolées ; lui-même se rend à Athènes où l'épidémie vient d'éclater avec une incroyable intensité. On rapporte qu'il put conjurer le fléau en allumant dans les carrefours de la ville, de grands feux d'herbes aromatiques. Un mal mystérieux mine les jours de Perdiccas, prince de Macédoine. On parle de phtisie, de consomption ; Hippocrate reconnaît que le jeune prince se meurt d'amour pour Phyla, maîtresse de son père, et le doux remède qu'il prescrit sauve les jours de l'a-

mant infortuné. On connaît la mésaventure d'Ar-
taxercès et la fière réponse que fit Hippocrate aux
offres fastueuses de l'orgueilleux monarque. Sa
grandeur d'âme, son désintéressement, l'élévation
de sa morale, la pureté de ses mœurs, sa charité
et la haute dignité qu'il apportait dans l'exercice de
son art, font d'Hippocrate une des plus belles
figures médicales de l'histoire. On dit qu'il mourut
à Cos en 346 av. J.-C. à l'âge de 109 ans.

S'il est difficile de faire la part de ce qui, dans la
collection hippocratique, revient à l'école de Cos et
à celle de Cnide, il ne l'est pas moins de fixer d'une
façon à peu près certaine les ouvrages manifeste-
ment authentiques d'Hippocrate, ceux qui lui sont
antérieurs et ceux qui sont dus aux auteurs qui
l'ont suivi. On est aussi loin d'admettre que la
collection hippocratique soit l'œuvre presque exclusive d'Hippocrate, que de voir en elle l'exposé
d'une doctrine, une sorte d'ensemble dogmatique,
de système uniforme où, dans les œuvres du maître
comme dans celles des élèves, règne un même esprit. La critique moderne tout en conservant à
Hippocrate une place des plus belles, tout en con-
tinuant de le considérer comme le premier médecin
de l'antiquité, apporte plus de modération dans
l'appréciation de son rôle. « Il est plus difficile de
parler simplement d'Hippocrate que de faire écho
à ces élans d'enthousiasme de commande qui ne
manquent jamais de se produire chaque fois qu'il est

1.

question du divin vieillard. La meilleure marque de respect qu'on puisse donner à son auteur c'est de le lire avec assez d'attention pour le comprendre et découvrir ses vrais mérites..... Tout ou du moins presque tout ce qui a été écrit sur Hippocrate, entre Galien et M. Littré, est une œuvre à peu près stérile faute de méthode de critique, de connaissance de l'histoire et de science médicale. » (Daremberg. *Hist. sc. méd.*, p. 94.)

Commencée un peu avant Hippocrate, la Collection, d'après Littré, ne dépasse pas le temps où vivait Aristote. Elle se compose de traités didactiques de longue haleine, de recueils d'observations, véritables traités de cliniques, de résumés concis synthétiques sous forme d'axiomes comme les *Aphorismes*, de compilations comme les *Coaques*. En examinant chacun de ces ouvrages au point de vue de ses rapports avec les doctrines de l'époque, on peut distinguer trois groupes naturels dans la collection, ce sont :

Les écrits d'Hippocrate et de l'École de Cos,

Les ouvrages de l'École de Cnide,

Les traités des maladies des femmes et des enfants.

Véritable compendium des connaissances médicales de l'époque, la Collection hippocratique comprend l'anatomie, la physiologie, la pathologie générale et spéciale, la chirurgie, la thérapeutique, et jusqu'aux questions les plus délicates relatives à

la dignité professionnelle et aux devoirs du médecin. L'anatomie et la physiologie hippocratique sont
très limitées. Le *Traité des fractures et des luxations*,
écrits authentiques d'Hippocrate, révèlent cependant, outre des connaissances et un sens pratique
chirurgical qui font encore l'admiration des chirurgiens modernes, une science avancée de l'ostéo-
logie et de l'arthrologie, ce qui s'explique facilement, les médecins grecs qui ne disséquaient pas
ayant eu à leur disposition autant de squelettes humains qu'ils en voulaient. Les veines contiennent
le sang; les artères sont pleines d'air, le cerveau,
glande volumineuse, aspire les vapeurs qui se
dégagent de l'intérieur du corps.

Deux systèmes pathologiques bien opposés
existent côte à côte dans la Collection, et permettent d'attribuer suivant que l'un ou l'autre s'y
reflète, les différents traités qu'elles contient soit à
l'école de Cos, soit à celle de Cnide. Essentiellement synthétique, la pathologie de Cos a surtout
en vue l'organisme et la maladie; la maladie est
une, elle frappe tout l'organisme. elle évolue suivant des règles certaines, les symptômes ne sont
que les modes de réaction de l'organisme aux prises
avec la maladie : leur importance nosologique est
secondaire : ils n'ont guère de valeur qu'au
point de vue du pronostic. Procédant surtout par
analyse, l'École de Cnide considère principalement
et les organes et les maladies. Plus clinicienne que

sa rivale, elle arrive à identifier la maladie et le symptôme, à localiser la maladie dans l'organe ; et perfectionnant ses moyens d'investigation, elle préfère demeurer dans le terre à terre du diagnostic local, quitte à multiplier le nombre des affections, plutôt que de s'élever à la conception de l'entité morbide. C'est en se basant sur cette différence de doctrine, que l'on peut attribuer à l'École de Cnide les livres I et II des *Maladies*, et le *Traité des affections internes*, tandis que les *Épidémies*, le *Pronostic*, les *Prorrhétiques* et le *Traité des humeurs*, émanent vraisemblablement de l'École de Cos. Du reste les grandes lignes de la pathologie générale sont esquissées dans la Collection. Les maladies y sont distinguées en aiguës et chroniques, en internes et externes, en sporadiques, endémiques et épidémiques. On s'attache avec le plus grand soin à signaler le rapport des maladies avec l'état de l'atmosphère, de la température ; on recherche l'influence des pluies, des vents, des orages ; la théorie des constitutions médicales saisonnières qui a joui en médecine d'une si grande vogue, et qu'on néglige peut-être trop aujourd'hui, est une conception essentiellement hippocratique. Une autre doctrine non moins célèbre est celle des crises et des jours critiques. Les crises sont les grands mouvements physiologiques humoraux qui annoncent la victoire de l'organisme sur la maladie ou sa défaite ; telles sont des sueurs abondantes, des urines copieuses, des flux sanguins, bilieux, ou diarrhéiques : ces crises se produisent de préférence à certains jours fixes, et ces échéances ont une grande importance pronostique suivant qu'elles surviennent au quatrième, au troisième, au septième jour de la maladie. La théorie des jours critiques où l'on sent l'influence des idées pythagoriciennes sur la valeur des nombres dans les phénomènes cosmiques, est aujourd'hui et à juste titre bien discréditée ; elle ne répond en effet qu'à un nombre de faits beaucoup trop limités pour qu'on puisse l'ériger en règle.

La thérapeutique hippocratique se formule surtout dans le traité du *Régime dans les maladies aiguës,* dans le *Traité de la diète salubre,* et dans *celui des eaux, des airs et des lieux* qui est peut-être dû aux Cnidiens. Surtout expectante et comptant beaucoup sur les efforts de la nature, elle ne doit pas cependant s'endormir dans une sécurité trompeuse. Quoique la nature soit souvent le meilleur des médecins, *natura medicatrix,* elle marche trop en aveugle pour qu'il ne soit nécessaire, le cas échéant, de la remettre en bon chemin. C'est dans cette appréciation délicate de l'opportunité de l'intervention que réside l'art du médecin. Hippocrate connaissait la saignée, la révulsion, la purgation, les diurétiques et les sudorifiques. Son grand axiome chirurgical si connu est toujours vrai. « Ce que le médicament ne guérit pas, le fer le

guérit ; ce que le fer ne guérit pas, le feu le guérit ;
ce que le feu ne peut guérir est inguérissable. »

La collection hippocratique contient encore plusieurs ouvrages très importants sur les maladies
des femmes et des enfants, et sur les accouchements, plusieurs traités de chirurgie et d'appareils
comme l'*Officine du médecin*, et différents écrits
sur la profession médicale, sur les devoirs qu'elle
impose, tels que la *Traité de bilaenséance, de l'Art,
du médecin* et enfin le *Serment*. On m'excusera de
le transcrire ici. On peut sourire, en parcourant la
collection hippocratique, des erreurs et des idées
fausses dont le temps a fait justice, et pourtant,
comme dit Horace :

> Multa renascentur quæ jam cecidere, cadentque
> Quæ nunc sunt in honore...

Mais la médecine grecque eût-elle défendu cent
fois plus d'idées fausses ; eut-elle commis cent fois
plus d'erreurs, qu'il suffirait de cette toute petite
page vibrante d'émotion, pour la rendre digne de
l'admiration et du respect des gens de cœur de
tous les temps et de tous les pays.

Le Serment.

« Je jure par Apollon médecin, par Hygie[1] par
Panacie[2] et par tous les dieux et déesses que je

----

1. Déesse de la santé.
2 Déesse de la guérison.

prends à témoin, que j'accomplirai de tout mon pouvoir et selon mes connaissances, ce serment tel qu'il est écrit.

« Je regarderai comme mon père celui qui m'a enseigné la médecine. Je l'aiderai à vivre et lui donnerai ce dont il aura besoin. Je regarderai ses enfants comme mes propres frères. S'ils veulent apprendre cet état, je leur enseignerai sans argent, ni obligation par écrit. Je leur ferai connaître ses principes, je leur donnerai des explications étendues. Je leur communiquerai généralement toute la doctrine comme à mes enfants, à eux et aux disciples qui auront été immatriculés et qui auront prêté le serment suivant l'usage de la médecine, mais non à d'autres qu'à ceux-là

« J'ordonnerai aux malades le régime convenable, d'après mes lumières et mon savoir. Je les défendrai contre toutes choses nuisibles et injustes. Je ne conseillerai à personne d'avoir recours au poison, et j'en refuserai à ceux qui m'en demanderont. Je ne donnerai à aucune femme de remède pour la faire accoucher avant son terme. Je conserverai ma vie pure et sainte, aussi bien que mon art. Je ne taillerai point les personnes qui ont la pierre ; je laisserai cette opération à ceux qui en font profession. Lorsque j'entrerai dans une maison, ce sera toujours pour assister des malades, me tenant pur de toute injustice et de toute corruption avec les hommes et les femmes, esclaves ou libres. Tout ce que je verrai ou entendrai dans le commerce des hommes, soit dans les fonctions ou hors des fonctions de mon ministère et qui ne devra point être rapporté, je le tiendrai secret, le regardant comme une chose sacrée.

« Ainsi puissé-je vivre longtemps, réussir dans mon art et devenir célèbre dans tous les siècles, comme je garderai ce serment sans en violer un seul article. Si j'y manque et me parjure, qu'il m'arrive tout le contraire. »

CHAPITRE III

**D'Hippocrate à Galien. — École d'Alexandrie. — La médecine
à Rome avant Galien.**

A peine le tombeau de Périclès était-il exposé
au Céramique que déjà commençait cette œuvre
de destruction lente qui après avoir fait passer la
puissance d'Athènes à Sparte et de Sparte à
Thèbes, devait réduire la Grèce sous la domination macédonienne. Dès lors elle ne tentera plus
que de glorieux mais impuissants efforts pour
reconquérir une liberté que Paul-Émile lui enlève
définitivement sur le champ de bataille de Pydna.
L'éclat de son étoile va pâlissant de plus en plus,
et c'est à peine si pendant les cent années qui
suivent la brillante période hippocratique quelque
grand nom médical peut être cité, à l'exception
bien entendu de Platon et d'Aristote qui n'appartiennent pas à proprement parler à la médecine.
Dioclès de Caryste mérite seul une mention particulière; esprit indépendant il discute avec Hippocrate dont l'œuvre, tout admirable et admirée
qu'elle était alors, n'était pas l'objet de cette ado-

ration servile et irraisonnée dont les siècles suivants l'entourèrent. La science et les arts quittent la Grèce ensanglantée par les discordes civiles et les guerres étrangères. Eumène fonde la bibliothèque de Pergame, et Ptolémée Soter, lieutenant d'Alexandre, celle d'Alexandrie, qui devait moins d'un siècle plus tard contenir six à sept cent mille volumes. De toutes parts les savants, lès littérateurs, les artistes affluent en Égypte; Alexandrie devient le centre d'un mouvement intellectuel que favorise l'énergique impulsion des Ptolémées. Les dissections des corps des criminels sont permises et l'anatomie accomplit un pas immense avec les deux fondateurs de l'école d'Alexandrie, Hérophile de Calcédoine et Érasistrate. La connaissance du cerveau, de ses enveloppes, de la moelle épinière et des nerfs date de leurs travaux, et l'anatomie moderne a conservé le nom de Pressoir d'Hérophile au confluent postérieur des sinus veineux qui rampent dans l'épaisseur de la dure-mère.

Tels étaient, à Alexandrie, les deux représentants de la doctrine hippocratique : ils en avaient puisé les principes dans les enseignements de leurs maîtres Praxagoras et Chrysippe, et ils surent les transmettre à une longue suite d'élèves parmi lesquels ont doit citer Eudème leur contemporain, Démétrius, Zénon de Laodicée, et Dioscoride Phacas, commentateur d'Hippocrate qu'il ne faut pas confondre avec son homonyme, Dioscoride d'A-

nazarbe, médecin grec du commencement de l'ère
chrétienne, et auteur du grand traité de matière
médicale où les Grecs, les Latins et les Arabes ont
uniquement puisé jusqu'à la renaissance. A côté
d'eux, il ne tarda pas à se développer une secte rivale, la secte empirique fondée par Philinus de
Cos et Sérapion d'Alexandrie, dont le principal
continuateur fut Héraclide de Tarente. Hostile à
l'hypothèse, se reconnaissant incapable d'arriver
par le raisonnement à la connaissance de la nature
des maladies et du meilleur traitement à leur appliquer, l'empirisme proclame la nécessité de l'observation minutieuse et journalière du malade, de
la surveillance attentive des médicaments et de
leurs effets. Il ne se paie pas de théorie ; il lui faut
des faits. Le « Trépied » sur lequel le médecin
empirique doit asseoir ses connaissances, consiste
dans des observations personnelles (autopsie),
dans les observations des autres soigneusement
contrôlées (histoire) et enfin dans l'analogie qui
permet de conclure d'un cas semblable ou à peu
près à un autre cas. Quoiqu'on en ait dit, la méthode empirique telle que la comprenaient les médecins alexandrins, si elle ne permettait pas les
vastes conceptions du dogmatisme hippocratique,
eut du moins l'avantage de faire redescendre au
chevet des malades la médecine qui, déjà gonflée
d'hypothèses, commençait à s'élever majestueuse-
ment dans les nuages.

Cependant Rome étendait ses conquêtes et par la fortune de ses armes commençait à s'élever au premier rang. L'Italie était soumise; la puissance carthaginoise était anéantie; la Grèce et la Macédoine venaient d'être réduites en provinces romaines. Et déjà Rome subissait l'influence du génie grec, à la grande indignation du vieux part romain. Dès l'année 219 avant Jésus-Christ un médecin grec, Archagatus du Péloponnèse, était venu s'établir à Rome. Plein d'espoir dans la science et les talents du nouveau venu, le public l'avait bien accueilli; mais de la boutique qu'on lui avait donnée s'échappaient de tels cris quand il maniait le fer et le feu, qu'on s'éloignait avec effroi, et qu'on ne l'appela plus que le « bourreau ».

Avant lui, la médecine à Rome dut être surtout domestique. Le père de famille, qui avait le droit de mort sur les siens, avait sans doute aussi celui de les guérir s'ils tombaient malades. Personne plus que le vieux Caton, ennemi irréconciliable de la médecine scientifique, ne médicamenta avec plus d'ardeur et lui et ses proches. C'est donc de Grèce et surtout d'Alexandrie alors en pleine célébrité que Rome reçut les premiers médecins dignes de ce nom. Asclépiade de Bithynie est sans contredit le plus célèbre des Alexandrins qui apportèrent aux Romains les trésors de la science grecque. Disciple de Démocrite et d'Épicure, partisan des atomes et des pores, Asclépiade poussait l'originalité d'esprit jusqu'au paradoxe, l'indépendance vis-à-vis des anciens jusqu'à l'irrévérence. Doit-on beaucoup l'en blâmer? et cette attitude pour si cavalière qu'elle semble, ne vaut-elle pas autant que l'adoration de convention ou les génuflexions hypocrites? Asclépiade jouit d'une célébrité colossale, que ses rivaux attribuent à une extrême complaisance vis-à-vis du malade dont il flattait les penchants, qu'il jugeait assez malheureux pour ne pas ajouter aux souffrances de la maladie les tortures du traitement, et auquel il permettait, licence inouïe, le libre usage du vin! Il paria, grâce à sa méthode, qu'il ne serait jamais malade, et il gagna son pari, car il eut la chance de mourir d'accident. Peu versé dans la connaissance de l'anatomie, Asclépiade pensait que les maladies aiguës sont dues au rétrécissement des pores, et que les maladies chroniques sont causées par le relâchement des pores, ou l'insuffisance des atomes. C'est l'aurore du méthodisme, de la doctrine de Thémison, son élève. Asclépiade a écrit trois livres sur les *Maladies aiguës*, deux livres de commentaires sur Hippocrate, un traité *des Fièvres périodiques* et un ouvrage sur l'emploi du vin dans les maladies.

Pour Thémison de Laodicée, les maladies sont dues soit à un relâchement des tissus (*laxum*), soit à un resserrement de ces mêmes tissus (*stric-*

tum). Il existe une troisième catégorie d'affections où le *strictum* et le *laxum* existent côte à côte, ce sont les maladies mixtes. De là deux indications thérapeutiques capitales, relâcher ce qui est resserré, resserrer ce qui est relâché; voilà le méthodisme, doctrine solidiste où l'on a voulu voir comme un avant-coureur des idées de Haller, de Brown et de Broussais.

Thémison a-t-il pu arriver à la réalisation de ses fins thérapeutiques? nous n'en savons rien, toutefois sa pratique ne dut pas être heureuse si l'on en croit le vers de Juvénal :

Quot Themison ægros autumno occiderit uno !

Mais Juvénal était si méchant !

A côté du méthodisme, on doit signaler deux sectes moins importantes, le pneumatisme d'Athénée d'Attalie (contemporain de Néron) et l'épisynthétisme ou éclectisme, fondé par Agathinus et Archigènes.

Trois grandes figures médicales, qui n'appartiennent pas à proprement parler à une secte bien définie, complètent cet exposé rapide de la médecine à Rome depuis l'invasion des Alexandrins, jusqu'à l'an 130 après Jésus-Christ, c'est-à-dire jusqu'à Galien. Ce sont : Celse, Arétée de Cappadoce et Soranus d'Éphèse.

Celse (Aulus Cornelius Celsus) est l'auteur d'une encyclopédie médicale, le *de Re medicâ*, remarquable par la clarté de son exposition, non moins que par l'élégance et la pureté du style, et qui lui a valu le surnom de Cicéron des médecins. Résumé des connaissances médicales depuis Hippocrate jusqu'au siècle d'Auguste sous le règne duquel Celse a probablement vécu, c'est dans ce livre qu'il faut chercher un exposé lumineux des trois grandes sectes qui se partageaient alors la médecine, le méthodisme, le dogmatisme et l'empirisme. Celse qui sans doute n'était pas un médecin de profession, mais un de ces philiâtres que leur esprit curieux portait à s'occuper de médecine en amateurs, n'est même pas cité par les médecins du temps. Quintilien, il est vrai, lui reconnaît un certain talent littéraire. Le *de Re medicâ* fut à peu près oublié jusqu'au xve siècle, où l'on peut dire qu'il fut véritablement retrouvé par Thomas Perentoncelli.

Éclectique convaincu, clinicien de premier ordre, partisan d'une thérapeutique active, des narcotiques énergiques et des purgatifs violents, Arétée de Cappadoce pratiquait probablement sous le règne de Vespasien et de Néron. Son *Traité des maladies aiguës et chroniques* nous est parvenu presque entier.

La critique historique moderne place presque sur le même rang pour le génie, Soranus d'Éphèse et Galien. C'est que Soranus excella dans toutes les parties de l'art; médecine, chirurgie, anatomie, gynécologie et accouchements. Ses ouvrages écrits en grec sont très nombreux. Ils ont été traduits en latin par Cœlius Aurélianus, obscur copiste du IIe siècle auquel un certain nombre de ces écrits ont été, à tort, attribués. C'est ainsi que le traité *de Morbis acutis et chronicis* de Cœlius Aurélianus n'est pas un ouvrage personnel; ce n'est que la traduction du principal écrit de Soranus. On a encore de ce dernier un traité de chirurgie et un traité des maladies des femmes. Soranus vécut sous Trajan et Vespasien, il n'avait guère qu'une vingtaine d'années de plus que Galien.

CHAPITRE IV

Claude Galien est né à Pergame, en Mysie, l'an
131 après Jésus-Christ. Lui-même nous fournit une
histoire complète de sa vie. Fils de Nicon, dont il
retrace avec émotion et les mérites et la science
et les vertus, Galien, dès sa jeunesse, se livra avec
passion à l'étude de la philosophie, surtout de la
dialectique. Puis, abordant l'étude de la médecine,
il se familiarisa sous les maîtres les plus célèbres
avec les différents systèmes médicaux qui se partageaient les écoles de cette époque. Il étudie le
dogmatisme avec l'anatomiste Satyrus, l'empirisme
avec Æschrion, l'hippocratisme avec Stratonicus.
Il se rend à Smyrne, à Corinthe, à Alexandrie;
puis après avoir visité l'Asie Mineure, la Palestine,
la Lycie, la Crète, Lemnos et l'île de Chypre, il
revient à Pergame où il est nommé chirurgien
du gymnase des gladiateurs. Des troubles politiques l'obligent à quitter sa ville natale et à venir
à Rome où il ouvre un cours public d'anatomie et
de physiologie. Le charme et l'entrain de son élo-

quence, l'élégance et la richesse de sa parole jointes à l'attrait des vivisections méthodiques et des expériences dont il savait rehausser l'intérêt de ses leçons, lui acquièrent bientôt une célébrité considérable, mais déchaînent contre lui l'envie de ses confrères. La peste éclate à Rome ; oublieux de ses devoirs, Galien fuit lâchement devant l'épidémie et revient à Pergame. Puis il se rend à Aquilée pour soigner Marc-Aurèle et Lucius Verus ; mais la peste se déclare à Aquilée et met encore une fois Galien en fuite. En vain Marc-Aurèle tâche de le décider à l'accompagner dans son expédition contre les Marcomans ; Galien, peu soucieux d'affronter les dangers de la guerre, reste à Rome, et guérit le jeune Commode, âgé de neuf ans, le jeune Sextus, autre fils de Marc-Aurèle, et plus tard Marc-Aurèle lui-même, atteint d'une grave affection de l'estomac.

Dès lors son autorité est incontestée ; Galien, au faîte de la gloire et de la puissance, voit se succéder sur le trône Commode, Pertinax et Septime Sévère. Il mourut vers l'âge de soixante-dix ans. La célébrité dont il avait joui pendant sa vie ne fit que s'accroître après sa mort. Pergame fit frapper en son honneur des médailles commémoratives.

La fécondité de Galien est immense, presque invraisemblable. Son œuvre ne comprenait pas moins, dit-on, de cinq cents écrits sur la médecine, et de deux cent cinquante sur l'histoire, les mathématiques, la grammaire, etc. La plus grande partie de ces ouvrages est perdue. Un incendie qui dévora le temple de la Paix, la bibliothèque palatine et plusieurs maisons de la via Sacra, entre autres une ἀποθήκη où la collection de ses ouvrages était mise à la disposition des médecins, fut cause de cette perte irréparable.

Les principaux ouvrages médicaux de Galien sont : le *Traité de l'utilité des parties*, le *Traité des lieux affectés*, et les commentaires qu'il a laissés sur différents écrits d'Hippocrate.

Galien admet les quatre éléments : L'air, le feu, la terre et l'eau, et les quatre qualités élémentaires, le sec, le chaud, le froid et l'humide. Le corps qui est composé des quatre éléments, est constitué par les quatre humeurs (sang, pituite, bile, atrabile), par des solides, et par des esprits (naturels, vitaux et animaux). L'âme gouverne le corps, image du Dieu intelligent, bon et sage qui gouverne le monde. C'est là du pur spiritualisme. Il reconnaît dans le corps trois facultés principales correspondant aux trois variétés d'esprits, et quatre facultés secondaires qui existent pour chaque organe, facultés attractrice, retentrice, élaboratrice et expultrice.

Son anatomie fit loi jusqu'à Vésale. Les erreurs y fourmillent, Galien n'ayant jamais disséqué que des animaux, des magots s'il l'on en croit Cuvier. Sa philosophie vaut moins encore. Il y domine un perpétuel souci de tout expliquer, de tout admirer, de voir en toute chose l'intelligence et la bonté du Créateur; Galien a tout vu, tout compris; l'intelligence divine n'a pas de secret pour lui : c'est de l'antropomorphisme théologique. L'air entre dans les poumons, de là passe dans le cœur et monte dans les carotides pour aller rafraîchir le cerveau. Toutes les artères contiennent de l'air, suivant la conception hippocratique; Galien leur accorde cependant une petite quantité de sang. A côté de ces monstruosités, on trouve d'admirables vues sur le cerveau où il place le siège de l'intelligence, des expériences remarquables sur la moelle épinière dont, à l'aide de sections méthodiques transversales et longitudinales, il reconnaît le rôle dans la motilité et la sensibilité. La théorie de la génération est fausse; Galien considérait le sperme comme la graine du nouvel être.

Pour lui, la santé résulte de l'équilibre parfait des actes vitaux, et plus spécialement de la crase ou mélange dans les humeurs d'après les proportions convenables des quatre éléments et de leurs propriétés correspondantes. Les états imparfaits de ce mélange donnent lieu aux intempéries; ce n'est pas encore la maladie. Celle-ci n'est constituée que lorsque l'équilibre entre les éléments et les humeurs est définitivement rompu. L'altération des solides dans leur conformation ou leur texture est aussi une cause de maladie. Les altérations fonctionnelles sont les symptômes, l'altération matérielle est la maladie elle-même. A côté de ces hypothèses qui forment la partie théorique du système, que de belles et sages observations sur les fièvres, intermittentes ou continues, sur certaines paralysies de cause centrale, sur les affections des voies urinaires, etc., etc.

« Combien le médecin de Pergame aurait hâté le perfectionnement de la science s'il avait su mettre un frein à son imagination, s'il ne s'était pas laissé emporter comme un cheval indompté, par son goût pour les systèmes et les explications, et surtout si ses successeurs n'avaient pas négligé le côté vraiment pratique de ses volumineux ouvrages pour s'égarer avec lui à la poursuite de vaines théories ! » (Daremberg.)

L'œuvre de Galien est à la fois une protestation contre les sectes médicales qu'il considère comme un danger pour la science, et une affirmation énergique de la tradition hippocratique. Dans le concert discordant des dogmatiques, des méthodistes, des empiriques, des pneumatistes et des éclectiques, la grande voix de Galien s'élève pour imposer le silence. Doublement puissant par l'autorité d'Hippocrate et par celle d'Aristote, il applique à la doctrine de Cos la systématisation à outrance du philosophe de Stagyre. L'hippocratisme, tout en restant le même dans son essence, perd son cachet de simplicité, de candeur, on pourrait presque dire de bonhomie patriarcale pour prendre entre ses mains les allures orgueilleuses et l'arrogance hautaine de la philosophie aristotélique. Certes la médecine n'était pas mûre pour le trône que Galien avait rêvé pour elle. Ce fut là l'erreur de ce grand esprit; elle s'explique assez par l'amour-propre excessif, la vanité outrée presque naïve du médecin de Pergame. « Je pense, dit Bordeu, qu'il chargea la médecine de mille futilités, qu'il arrêta ses progrès, qu'il l'enterra dans un bourbier dans lequel prirent naissance des nuées d'insectes rongeurs, et duquel sortit dans la suite la poussière de l'école. Je pense, en un mot que l'empirisme et la méthode et même la manière d'Asclépiade dureront encore lorsque Galien sera connu comme ces anciens conquérants qui ont donné occasion à mille morts. Les médecins diront : « Dieu « nous garde d'un Galien et surtout de son armée « pédante et burlesque. » Certes Galien fut un très grand homme, mais il fut aussi heureux que grand. C'est à son génie qu'il doit la plus grande part de sa célébrité, mais la disparition des ouvrages antérieurs qui l'ont laissé presque seul debout, les louanges que lui accordèrent saint Jérôme et saint Grégoire de Nysse, ce qui lui assura les suffrages des chrétiens, l'admiration que lui témoignèrent les jurisconsultes ont aussi contribué à l'étonnante fortune dont il a joui. »

CHAPITRE V

Après Galien, la médecine antique est complètement édifiée. Dès lors c'est l'obscurité qui commence, et qui se fait de plus en plus épaisse pendant tout le moyen âge. On n'ajoutera plus rien à
l'œuvre grecque, on ne fera que l'amoindrir et la
défigurer. Et cependant, depuis le IIIe siècle jusqu'au VIIe, quelques noms peuvent être cités, ceux
d'Oribase, d'Aëtius d'Amide, de Paul d'Égine,
d'Alexandre de Tralles, etc.

Oribase, qui vécut au IVe siècle après J.-C., médecin de l'empereur Julien, composa pour ce prince
la grande collection, συναγόγαι, vaste encyclopédie
médicale qui nous est arrivée mutilée. Banni par
la réaction chrétienne, et exilé sur les bords du
Danube, Oribase, rentré en grâce, composa pour
son fils, Eustathius, le *Synopsis*, résumé de la grande
collection ; on lui doit encore un traité de médecine
populaire, les *Euporistes*, ou médicaments faciles

à se procurer, dédié au philosophe Eunape son ami.

Aëtius d'Amide est un médecin chrétien de la fin du ve siècle, et du commencement du vi^e. Sorti de l'école d'Alexandrie, il exerça à Constantinople. Son œuvre consiste dans une compilation, *la Médecine en seize livres*, qui complète et copie souvent la collection d'Oribase. Observateur et clinicien, Aëtius avait grande confiance dans les exorcismes et les conjurations : « Je t'adjure par Blaise, martyr et serviteur de Jésus-Christ, de sortir ou de descendre ! » s'écriait-il en s'adressant à une arête qui s'était fixée dans le gosier d'un de ses clients.

Alexandre de Tralles (vi^e siècle) qui pratiquait à Rome, est également un médecin chrétien, observateur consciencieux, mais superstitieux et polypharmaque. Il est l'auteur d'un traité de médecine en douze livres qui ne comprend que la pathologie interne.

Enfin Paul d'Égine (viie siècle), un des derniers disciples de l'école d'Alexandrie, compose un résumé en sept livres des anciens ouvrages de médecine, probablement tiré d'Oribase.

Efforts stériles, compilations sans originalité ni intérêt, résumés de résumés, simples manuels qui n'ont guère de valeur que comme documents historiques, voilà les dernières lueurs d'une science qui menace, elle aussi, de s'éteindre dans la nuit des premiers siècles du moyen âge, qui s'éteint même

complètement à Byzance, malgré Psellus (ixe siècle)
malgré Actuarius (xiiie siècle) et Démétrius Pépa-
gomène.

Il n'en est pas de même en Occident. Dans la
haute Italie, en Espagne, en Gaule, en Suisse, en
Germanie, en Angleterre les écoles impériales sub-
sistent jusque vers l'an 650. Les rois mérovingiens
et carlovingiens fondent sur leur modèle des
écoles palatines. Le clergé se fait le protecteur des
arts, des lettres et des sciences; les Ostrogoths, les
Wisigoths et les Lombards eux-mêmes les favo-
risent, et Cassiodore sous Théodoric écrit dans le
monastère de Viviers un grand nombre de manuscrits. Charlemagne et Alcuin ouvrent de nombreuses écoles où l'on enseigne les sept arts
libéraux et la médecine. Dans les cloîtres et dans
les monastères on traduit en latin les œuvres
d'Hippocrate, de Galien et de Soranus. Enfin
l'école de Salerne commence à briller d'un vif
éclat.

On ignore la date de sa fondation. Au xe siècle
elle était déjà célèbre, au xie elle éclipsait tous
les autres centres d'instruction. C'était bien « la
cité d'Hippocrate » où se rendaient en foule des
étudiants de tous les pays, et d'où sortirent tous
les médecins célèbres de cette époque; médecins
d'armée, médecins des hôpitaux qui commençaient
à s'ouvrir dans les grandes villes, médecins des
grands seigneurs et des rois. Tout était réuni à

Salerne en vue de l'enseignement pratique, leçons cliniques, démonstrations anatomiques, bibliothèques abondamment pourvues. Sorte d'académie scientifique et littéraire, l'école de Salerne compte parmi ses maîtres Cophon, Archimatæus, Platearius, Bartholomæus, et des femmes comme Trotula et Mercuriade. Le *Regimen Sanitatis* est le plus connu des ouvrages salernitains; c'est un poème en vers léonins dont quelques préceptes doivent la célébrité à leur bonhomie et au gros bon sens qui les a dictés. Exclusivement gréco-latine jusqu'au milieu du XIIe siècle, l'école de Salerne est envahie à cette époque par l'arabo-galénisme, qui commence à s'étendre sur tout l'Occident, et qui à partir du XIIIe siècle régnera en maître dans toutes les écoles, jusqu'à la renaissance, et même encore au delà.

C'est qu'en effet, tandis que s'accomplissait en Europe l'évolution scientifique à laquelle nous venons d'assister, les Sarrazins avaient conquis l'Égypte. Le farouche Omar avait livré aux flammes la bibliothèque d'Alexandrie; et pendant six mois, dit l'historien Abulpharage, les cinq cent mille volumes que les Ptolémées y avaient rassemblés avaient servi à chauffer les bains publics. (640). Bientôt, mais trop tard, la fureur des Arabes s'adoucit; ils se laissèrent, comme les Romains, peu à peu séduire par les charmes enveloppants du génie grec; non qu'ils en aient éprouvé directement la bienfaisante influence, les Arabes n'ont eu que de seconde main les œuvres grecques. Ils les trouvèrent chez les Perses, chez les Juifs, et parmi les chrétiens de Syrie; et c'est du persan, de l'hébreu, et surtout du syriaque d'après M. Renan, qu'ils durent les traduire. Au viiie siècle, les Abassides se déclarent les protecteurs des arts et des sciences. Almanzor fonde Bagdad, en 762, et Aroun-al-Raschid y élève des hôpitaux, y crée des écoles, des bibliothèques et des pharmacies. A l'autre extrémité de l'empire musulman, les califats d'Espagne, surtout ceux de Cordoue et de Séville, ne le cèdent en rien à celui de Bagdad. Malgré cette apparence de vigueur, l'infériorité de la science arabe est manifeste. La servilité, le fanatisme et la superstition empêchent tout essor de l'esprit. Hippocrate, Aristote et Galien, loin d'être des guides, devinrent pour les Arabes des maîtres aussi impérieux que leurs califes et devant lesquels ils se prosternèrent avec autant d'humilité. Aucune découverte anatomique, aucun progrès en physiologie, quelques écrits originaux sur le pouls, l'uroscopie, la génération, les fièvres éruptives, les affections chroniques de la peau (lèpre, éléphantiasis), l'emploi d'une pharmacopée nouvelle, et surtout chimique, tel est à peu de chose près, tout le bilan de la science arabe. Par contre, les discussions oiseuses, les disputes frivoles, les arguties puériles abondent dans leurs ouvrages : voie stérile et fatale où, conduite par une scholastique aveugle, devait s'engager après eux la médecine de l'Occident.

Les principaux médecins arabes sont Rhazès, Haly-Abbas, Avicenne; Abulcasis, Avenzoar et Averrhoës.

Rhazès, né vers 850 à Rey, exerça à Bagdad. Célèbre par ses vertus et sa science, il est l'auteur du *Continent ou Haouy*, et du *Mansoury*, résumé du précédent. Sa description de la petite vérole est célèbre; il conseille pour la guérir l'emploi d'un spécifique héroïque. « Si quelqu'un a neuf boutons il n'en aura jamais dix avec ce remède, » disent encore les Indiens. (Leclerq.)

Aly-Abbas, persan comme Rhazès, est l'auteur de l'*Amaleki*, ou Recueil royal de médecine en dix livres.

Avicenne, né en 980 à Karmantin, dans le Korasan, est célèbre par ses aventures autant que par ses écrits. Mêlé aux intrigues des palais, tour à tour élevé au rang de vizir, et plongé dans les cachots, il finit par se réfugier à Ispahan où il vécut heureux et tranquille, partageant son temps entre l'étude et les plaisirs. On dit que se sentant atteint d'une violente colique, le sage Avicenne fit ses ablutions, donna ses biens aux pauvres, affranchit ses mameloucks et après avoir récité le Koran, se tourna vers l'Orient en attendant la mort qui ne tarda guère : il n'avait que cinquante-six ans.

Parmi ses nombreux écrits on peut citer le *Canon*, compilation sans originalité des œuvres de Galien. Le *Canon* ne fut connu en Espagne que cent ans après la mort d'Avicenne.

Abulcasis (xiie siècle), né près de Cordoue, probablement chirurgien militaire, est l'auteur d'un traité chirurgical, le *At-Tassrif*.

Avenzoar, de Séville, auteur du *Teisir*, traité de médecine pratique, est célèbre par sa piété, sa libéralité et sa grande habileté médicale.

Averrhoès, né à Cordoue au milieu du xiie siècle, philosophe et médecin, commentateur d'Aristote. Son principal ouvrage médical est le *Colliget*, sorte de *Compendium général de médecine*.

Il est certainement étrange de voir avec quelle ardeur l'Europe, qui certes vers le milieu du xiie siècle possédait un bagage scientifique bien supérieur, accueillit les livres arabes. Peut-être cet engouement peut-il en partie s'expliquer par l'intérêt d'actualité que prenaient aux yeux des peuples occidentaux toutes les productions de ces mécréants contre lesquels tant d'efforts s'étaient brisés. Il s'explique aussi par l'état de la société de cette époque qui paraît n'avoir jamais eu moins d'aspirations vers la liberté, seule capable de faire les peuples grands et les intelligences supérieures. Il lui faut partout des maîtres ; si le front se courbe sous le joug d'une aristocratie militaire toute de force et de violence, si la conscience s'écrase

3

devant la domination victorieuse de l'Église, l'intelligence n'est pas en reste de servilité. Aristote et Galien, que les Arabes ont faits plus despotiques encore, lui fournissent des chaînes dont elle se plaît à augmenter le poids. Au XIIIe et au XIVe siècle, l'arabo-galénisme s'épanouit dans toutes les écoles célèbres à Bologne, à Ferrare, à Pavie, à Padoue, à Milan, à Oxford, à Montpellier, à Paris. Gilbert l'Anglais, Bernard Gordon, Pierre d'Abano l'averrhoïste, que la mort n'a pas même pu ravir aux flammes du bûcher, Gaddesden, commentent les livres arabes. Ce sont les mauvais jours pour la médecine, siècles de superstitions grossières où la raison semble abandonner l'humanité, où les conceptions mystiques, l'alchimie, la chiromancie, la nécromancie, la sorcellerie et l'astrologie, où tout conspire pour augmenter le désordre que les excès de la scholastique ont mis dans la pensée humaine.

A peine peut-on se consoler de ce navrant spectacle en jetant les yeux sur la chirurgie du XIIIe et du XIVe siècle, dont Lanfranc en Italie, Guy de Chauliac en France, et Jean d'Ardern en Angleterre sont les dignes représentants. L'anatomie commence à peine à entrer dans cette voie de progrès qu'elle devra parcourir avec tant d'éclat pendant les siècles suivants. Dès le commencement du XIVe siècle, Mundinus dissèque des cadavres humains : grand émoi! ses descriptions ne sont pas conformes a ce qu'a dit Galien. Qu'en conclure, sinon que la nature a dû changer depuis les travaux du maître infaillible. Pendant combien d'années, les écoles françaises s'opposeront-elles encore à la dissection des corps humains!

Hâtons-nous de traverser ces siècles de ténèbres, de routine, de pédantisme et d'ignorance. Un regard cependant sur le xve siècle. Si la médecine lui doit peu, l'humanité lui doit beaucoup. C'est lui qui nous donne l'imprimerie, la gravure sur bois, la boussole, le télescope et le microscope. C'est lui qui produit Copernic, Güttemberg et Christophe Colomb. Un grand fait politique, la prise de Constantinople par les Turcs, rabat sur l'Occident les Grecs et leurs manuscrits, source précieuse et pure à laquelle l'érudition, réduite depuis deux siècles aux traductions arabes, va pouvoir remonter. En même temps s'entasse dans l'ombre tout un monceau d'observations chirurgicales et médicales, cliniques et thérapeutiques : ce sont les *consilia* ou consultations inaugurées jadis par Thaddæus, et dont Cermison, Bartholomée Montagnana, Baverius, Matthæus, Hugo Bentius, etc., ont rempli d'énormes in-folios; champ fertile où le médecin et l'historien peuvent glaner à loisir, recueil de documents précieux sur l'exercice de la profession médicale, et sur l'organisation des écoles. C'est l'escalier dérobé qui conduit jusqu'à la chambre où souffrent et agonisent d'augustes malades, jusqu'au lit où Louis XI se tord dans une crise hémorrhoïdaire. C'est également là plutôt que dans les bruyantes et vaines tentatives de réforme du siècle suivant qu'il faut chercher les premiers symptômes de la révolution scientifique qui substituera peu à peu, à l'autocratie et à l'absolutisme de Galien et des Arabes, l'observation et l'expérimentation personnelle.

La chirurgie fait peu de progrès pendant le xvᵉ siècle en France ; le collège de Saint-Côme, qui s'était élevé fort au-dessus des barbiers et des baigneurs, lutte et luttera longtemps encore contre les jalousies de la Faculté. Le cadre nosologique s'enrichit de maladies nouvelles ou nouvellement décrites, telle que la suette anglaise, la syphilis et la fièvre pétéchiale, dont la découverte est due à un médecin de Paris nommé Jacques des Parts.

« Le xvᵉ siècle, dit Daremberg, a été actif puisque les médecins ont beaucoup lu et beaucoup écrit, il a été stérile puisqu'il n'a rien produit, et que son plus grand mérite est d'être le père du xvɪᵉ siècle. » Celui-ci n'est déjà plus la nuit, et si ce n'est pas encore le jour, c'est du moins l'aurore qui en annonce la venue.

CHAPITRE VI

La médecine au XVIe siècle. — Les érudits. — Les anatomistes. — Les physiologistes. — Les chirurgiens. — Réformes. — Paracelse. — Maladies.

Le xvie siècle est une période importante de
l'histoire de la médecine. L'admiration pour l'antiquité y prend une forme plus raisonnable chez
les érudits qui commencent à la mieux comprendre. L'esprit moderne s'y révèle dans son âpre
désir de libre examen, de jugement personnel, de
recherches patientes et méthodiques avec les anatomistes, les physiologistes et les chirurgiens;
enfin, comme toute transformation profonde s'ac-
compagne ordinairement d'exagérations maladroites, des exaltés, des révolutionnaires mènent
grand tapage et menaceraient même de compro-
mettre l'avenir de la médecine si déjà la voie n'était
assez ouverte vers le progrès pour enlever tout
danger à leurs tentatives téméraires.

La langue grecque est devenue familière en
Europe : suivant l'exemple donné dès le xve siècle
par Léonicenus qui avait traduit Hippocrate sans
recourir aux livres arabes, d'habiles médecins se

révèlent hellénistes de premier ordre. C'est Anuce Foës, modeste praticien de Metz, qui engloutit sa fortune dans la publication d'une édition des œuvres d'Hippocrate, encore estimée aujourd'hui. C'est Houllier, c'est Duret le médecin favori de Charles IX et d'Henri III, esprit droit et sensé, intelligence supérieure, c'est Hagenbut, c'est Gonthier d'Andernach, un des maîtres de Vésale, à qui on doit une traduction des œuvres de Galien et de Paul d'Égine, etc.

D'autre part l'anatomie entre dans une phase brillante. On le conçoit sans peine; il y a là toute une mine nouvelle à exploiter; les chaires et les amphithéâtres se multiplient. L'Italie tient la tête; ce n'était guère que là qu'on pût disséquer en paix. Aussi Bérenger de Carpi ouvre plus de cent cadavres; il déclare même imprudemment avoir fait de l'anatomie sur les morts et sur les vivants ! Il est vrai qu'il ajoute avoir utilisé ses opérations chirurgicales pour étudier les rapports des parties; mais cela n'empêche pas la bonne confraternité professionnelle de l'accuser d'avoir écorché des gens tout vifs. Citons encore Fabrice d'Aquapendente, Eustachi, Arantius, Varole et surtout Vésale et Fallope, celui-ci plus grand encore quoique moins connu que celui-là. En France, Jacques Dubois, après de longs démêlés avec la Faculté de Paris, finit par obtenir le bonnet de docteur et le droit d'enseigner l'anatomie. La physiologie s'é-

veille : Colombus et Césalpin décrivent la circulation pulmonaire, mais s'arrêtent à temps pour
laisser à Harvey, au siècle suivant, l'intégrité de
son immortelle découverte. La petite circulation
avait été entrevue également par le théologien
Michel Servet, cette victime infortunée de la haine
de Calvin, qui devait agoniser pendant de longues
heures sur un bûcher dont les fagots humides
vingt fois éteints furent vingt fois rallumés. La
pathologie demeure stationnaire; Jean Fernel, un
des plus célèbres professeurs de la Faculté de
Paris, est un érudit élégant, clair et méthodique,
mais c'est un des derniers défenseurs de l'arabo-
galénisme. Sa pathologie générale s'en ressent;
elle est pleine de subtilités.

Quant à la chirurgie, trois grands noms la ré-
sument : Franco, Guillemeau, et surtout notre célèbre Ambroise Paré, le premier chirurgien de
Charles IX, l'homme sympathique, pieux, modeste
et doux, le seul huguenot qui ait trouvé grâce
devant les arquebusades de la Saint-Barthélemy.

Il nous faut quitter maintenant ces régions
scientifiques où malgré tant d'orages et de tem-
pêtes l'esprit humain, quelque pénible que soit la
marche, sait cependant se frayer la route qui mène
à la vérité, pour nous égarer quelque temps au
milieu des tentatives de réformes dont le xvie siècle
paraît avoir eu le monopole. La parole sage et
mesurée de Joubert, qui revendique pour la méde-

cine la liberté de pensée, la maladroite rebellion d'Argentier, plus sophiste encore que Galien qu'il attaque, contribuent à ébranler l'autorité chancelante du médecin de Pergame et des Arabes. Cela ne suffit pas. Les sciences occultes, si en honneur à cette époque, la magie, l'alchimie, l'astrologie semblent à certains esprits une base assez solide pour édifier des systèmes cosmogoniques : et cette influence néfaste se fait sentir jusqu'en médecine où, héritant des aberrations d'Agrippa de Nettesheim et de Gérôme Cardan, elle s'érige presque en doctrine, entre les mains de Paracelse.

Paracelse est une des plus étranges figures du xvie siècle. Il est peu d'hommes qui aient été aussi discutés, et dans l'appréciation desquels on ait apporté de part et d'autre plus d'exagération et de partialité. Les uns en font un demi-dieu, les autres un charlatan de la pire espèce. Pour ceux-ci, c'est une des plus vastes intelligences qu'ait produites l'humanité; pour ceux-là c'est un fanatique, un visionnaire dont les idées sont incompréhensibles et le système absurde. Là où certains historiens croient entendre les cris sublimes du génie, d'autres ne perçoivent que les vociférations d'un ivrogne en délire. Aureolus Philippus Théophrastus Bombastus Paracelsus von Hohenheim naquit en 1490, à Maria-Eiseideln dans le canton de Schwyz. Son père, Guillaume de Hohenheim, était médecin et lui enseigna de bonne heure les premiers principes de son art, ainsi que l'alchimie et l'astrologie. Après avoir suivi pendant quelque temps les cours de l'Université de Bâle, Paracelse parcourut les universités allemandes, la France, l'Italie, l'Angleterre, la Hongrie, la Transylvanie, etc., il pratiqua même l'alchimie chez les Tartares. « Quiconque a beaucoup vu doit avoir beaucoup retenu ; » il rapporta de ses voyages nombre de formules mystérieuses, de talismans, de recettes, de sortilèges, de maléfices, qu'il avait empruntés aux bonnes femmes, aux maîtres d'étuves, aux zingaris, aux bourreaux ; qu'il avait trouvés dans les monastères, les ermitages, « les lieux nobles et ignobles. » De retour à Bâle, il est nommé professeur à l'université de cette ville, et en 1526, il inaugure son cours par deux coups d'état ; imitateur de Luther il professe en allemand et non en latin ; et il fait brûler publiquement les œuvres de Galien et d'Avicenne. Ce fut le signal de luttes ardentes ; la fureur de ses adversaires et un procès scandaleux le forcèrent à quitter Bâle, puis Stuttgard où il s'était réfugié. Et dès lors commença pour Paracelse cette vie nomade qu'il devait mener jusqu'à sa mort. On le représente alors tantôt comme une sorte de paladin, de chevalier errant toujours prêt à rompre des lances pour la défense de sa doctrine, tantôt comme un charlatan qui débite des sornettes sur les places publiques et qui ne cesse de chercher dans le vin

3.

un excitant nécessaire à son éloquence de carrefour. L'homme qui se vantait d'avoir découvert un élixir capable de conférer l'immortalité, mourut à cinquante ans à Salzbourg, le 24 décembre 1541.

On n'est pas fixé sur l'authenticité des ouvrages de Paracelse, cependant on considère généralement comme étant de lui la *Grande chirurgie* (*grosse Wundarznei*), la *Petite chirurgie*, et l'*Opus paramirum*.

Il est difficile de dire qu'il est l'auteur d'un système scientifique. Rien ne ressemble moins à la science que ses écrits. Les anciens qu'il condamne impitoyablement observaient, disséquaient, connaissaient dans une certaine mesure l'anatomie et la pathologie. Paracelse au contraire méprise toute observation. « Disséquer est une méthode de paysan ; » ce qu'il importe de connaître c'est la nature même des corps, ce sont les relations qu'entretient l'homme (microcosme) avec le monde astral (macrocosme). Et c'est une rêverie perpétuelle, une divagation continue, une course échevelée dans le domaine de l'imagination pure. Les mots qu'emploie Paracelse sont dépouillés de leur vrai sens pour en prendre un obscur, abstrait, dont lui seul, peut-être, a la clef. Hanté par ses aspirations vers un système chimique aussi bien spirituel que matériel, Paracelse conçoit le corps comme formé de mercure, de soufre et de sel et cela ne lui suffit pas, le sang n'est autre chose que le bois, la bile

est de l'arsenic, la mélancholie est de l'alun. Y
a-t-il sous tant d'insanités, un sens caché, symbo-
lique? Nul autre que Paracelse ne le sut jamais.
Sa pathologie n'est pas moins inintelligible; la maladie reconnaît cinq causes : 1° les astres qui in-
fectent l'atmosphère et régissent les organes : ainsi
le soleil gouverne le cœur; la lune, le cerveau;
Vénus, les reins; Mars, la bile; Jupiter, le foie.
C'est une réminiscence de l'astrologie judiciaire
que Paracelse a pourtant condamnée; 2° les poisons qui détruisent le corps lorsque l'Archée ou
l'Alchimiste, qui, installé dans l'estomac préside
aux opérations chimiques de la digestion (conception vitaliste) ne peut conjurer leurs effets; 3° les
causes naturelles, qui comprennent celles admises
par les pathologistes; 4° les causes spirituelles qui
consistent en sortilèges, charmes, pouvoirs nuisibles des nécromans et des magiciens, et enfin,
5° les causes divines qui émanent directement de
Dieu. Chaque maladie a son médicament spécifique. Chaque médicament possède des propriétés
occultes, ou arcanes; et Dieu a marqué d'un signe
particulier chacun de ces médicaments, afin que
l'homme pût les reconnaître et les appliquer. C'est
la théorie des signatures. La pulmonaire, qui rappelle le poumon par la disposition de ses feuilles,
convient aux maladies de cet organe. Les affec
tions bilieuses sont justiciables de la chélidoine
dont le suc jaune ressemble à la bile; l'orchis est

le spécifique des maladies du testicule. Le citron a
la forme du cœur, et la couleur du soleil (l'astre
du cœur), donc il convient au cœur. Tout cela
vaut-il mieux que les interminables discussions de
la scholastique?

On peut dire cependant à la décharge de Paracelse qu'il contribua à substituer à la polypharmacie de Galien, la thérapeutique chimique; qu'il
eut quelques-uns de ces éclairs d'imagination qu'on
appelle des intuitions géniales quand les progrès
de la science paraissent les justifier; ainsi les maladies tartareuses ou produites par le tartre, conception qui se rapproche assez de ce qu'on admet
aujourd'hui pour la goutte, l'athérome, etc... Ainsi
la mumie, ce suc naturel que la nature secrète à la
surface des plaies et dans les solutions de conti-
nuité des os, qui répond à la lymphe plastique des
modernes.

Mais, en somme, Paracelse n'est ni un réformateur ni un révolutionnaire; c'est plutôt un révolté.
Il en a le caractère excessif et la brutalité dérai-
sonnable. Sa doctrine, sans bases solides, ne con-
tenait pas des germes féconds et ne pouvait porter
des fruits utiles. Sa venue n'est qu'un incident
dans l'histoire de la médecine, ce n'est pas un événement nécessaire; il pouvait ne pas paraître, la
marche de la science n'en aurait pas été retardée,
car ce n'est pas certes, dans ce galimatias métaphysique qu'ont pris naissance les grandes décou-

vertes médicales des siècles suivants. Sans doute il a beaucoup détruit ou plutôt voulu beaucoup détruire, mais en science comme en politique, il ne suffit pas de renverser : il faut encore élever sur les ruines un édifice plus parfait, et n'importe quel ordre de choses, quelque défectueux qu'il soit, vaut mieux que le chaos. Or, n'est-ce pas le chaos que ce pêle-mêle inextricable d'astrologie, de mysticisme, d'humorisme, d'alchimie et de cabale, sorte de kaléidoscope où le hasard se plaît parfois à ménager d'élégants assemblages mais où règne le plus souvent, le déconcertant spectacle de conceptions désordonnées et inintelligibles.

Nous en aurons fini avec ce siècle si gros d'événements, si jonché de ruines, et pourtant si plein de promesses, quand nous aurons rappelé les grands fléaux morbides dont il eut tant à souffrir. La lèpre, la syphilis, le scorbut firent de grands ravages, et de toutes parts s'élevèrent des léproseries et des maladreries pour en recevoir les victimes. Des épidémies formidables de coqueluche décimèrent les populations; à Rome, en 1580, neuf mille enfants en moururent. On signala des pleurésies et des pneumonies épidémiques, et leur thérapeutique donna aliment à ces interminables discussions sur la saignée, le lieu où on doit la pratiquer, la quantité de sang que l'on doit tirer de la veine. Botal, médecin de Catherine de Médicis, saignait à blanc. Plus on tire d'eau d'une citerne, plus elle vient pure, disait-il. C'était son moyen favori d'évacuer les humeurs peccantes que d'autres prétendaient entraîner par des purgatifs répétés. Les fièvres pétéchiales, la peste enfin, la hideuse peste à charbons et à bubons visita souvent l'Europe; et non contente de frapper des milliers de malheureux, elle fut cause que de nombreux bûchers s'allumèrent pour le supplice d'innocents infortunés que l'ignorance et la barbarie de la foule accusait de répandre intentionnellement le fléau. A Genève, à Albi, à Toulouse, à Paris même, on brûla des « semeurs de peste ». Par raffinement on les brûla à petit feu. (Littré.)

CHAPITRE VII

L'événement capital de l'histoire médicale du
xviiᵉ siècle est la découverte de la circulation du
sang par Harvey.

Guillaume Harvey naquit à Folkestone le 1ᵉʳ avril
1578, il était l'aîné de neuf enfants ; mais tandis
que ses frères parvenaient rapidement à la richesse
par le commerce, lui-même chercha dans l'étude
des avantages plus précieux. Après avoir étudié à
Cantorbéry puis à Cambridge, il visita la France,
l'Allemagne et l'Italie, suivit à Padoue les cours
de Casserius et de Fabrice d'Acquapendente ; c'est
à ce dernier qu'il dut la connaissance des valvules
des veines dont il devait tirer tant de profit pour
l'édification de sa théorie de la circulation du sang.
Son titre de docteur conquis à Padoue ne lui suffisait pas ; de retour à sa patrie, Harvey voulut, en
bon Anglais, obtenir à l'école de Cambridge la con-

sécration de son grade. Bientôt il se fait agréger parmi les membres du collège de médecine de Londres ; et, nommé médecin de l'hôpital de Saint-Barthélémy, il ne tarde pas à occuper la chaire d'anatomie et de chirurgie. L'éclat de son enseignement non moins que la célébrité de sa pratique lui ouvrit le palais des rois. Jacques Ier en fit son premier médecin; et plus tard, investi des mêmes fonctions auprès de Charles Ier, Harvey ne fut pas de ceux qui, aux heures sombres, ménagent leur fidélité. Après la bataille d'Edge-Hill, il accompagna à Oxford le prince infortuné en qui il avait trouvé un protecteur et un ami. Son dévouement au roi fut cause du pillage de sa maison de Londres. On brûla ses manuscrits, c'étaient surtout des notes destinées à son traité de la génération des animaux. Ce travail, composé de nombreuses observations prises sur les biches du parc de Windsor que Charles Ier avait mises à sa disposition, fut publié plus tard, contre son gré, par Georges Ent; et s'il est généralement considéré comme d'une facture infé-rieure aux autres ouvrages d'Harvey, c'est qu'il fut en grande partie écrit de mémoire et sans que son auteur ait voulu y mettre la dernière main, dégoûté qu'il était des polémiques ardentes et des attaques furibondes qu'avait suscitées son livre sur la circulation.

Comblé d'honneurs par le collège des médecins de Londres, dont il refusa la présidence à cause de la débilité de sa santé, ce grand homme mourut en 1658.

C'est en 1628 que parut l'*Exercitatio anatomica de motu cordis et sanguinis*. Un coup de tonnerre abattait enfin le vieux chêne pourri de la physiologie galénique ; c'était prévu. Depuis plus de cinquante ans les nuages s'étaient amoncelés, et l'orage grondait sourdement sur sa tête. C'avait été Paracelse et ses fureurs impuissantes de théoricien ignorant. Ce furent ensuite les anatomistes dont le scalpel mettait à nu chaque jour une nouvelle erreur du maître infaillible. Ce furent enfin Vésale, Fabrice d'Acquapendente, M. Servet, Colombus et Césalpin. Pour Galien, le foie est l'organe central où s'élabore le sang. Il est le point de convergence de toutes les veines ; le sang qui n'existe guère que dans les veines ne circule pas, il se meut en vertu d'une sorte de flux et de reflux dont la cause est dans les facultés attractives ou répulsives des organes qu'il baigne. Le sang que la veine cave fournit au cœur droit en traversant l'oreillette correspondante de part en part, est en perpétuel état d'échange avec l'air que contient le cœur gauche : cet air qui remplit tout le système artériel est amené dans le cœur par les veines pulmonaires (veines artérieuses) qui l'ont reçu du poumon et de la trachée. A travers la cloison qui sépare le cœur droit du cœur gauche s'établit l'échange entre liquides et gaz, de façon que les artères nées du cœur gauche contiennent de l'air et un peu de sang, que le système veineux ou relation avec le cœur droit contient du sang et un peu d'air. En résumé le foie est tout ou presque tout, le cœur n'est rien ou presque rien dans l'économie de la masse sanguine. Voilà le monstre qu'Harvey devra terrasser.

Ce n'est qu'après de longues années d'études patientes et d'observations minutieuses qu'il se décida en 1619 à professer publiquement sa théorie nouvelle ; ce n'est que neuf ans après, en 1628, qu'il osa, dans la pleine et entière certitude de la vérité de sa découverte, imprimer le livre qui l'a rendu immortel. « Combien cette admirable circonspection contraste avec l'empressement que tant de petits esprits mettent à s'assurer la priorité de découvertes dont personne ne leur envie l'honneur, et qui, répandant une pâle lumière dans quelque obscure assemblée, ne sortent du néant que pour retomber dans l'oubli. » (Jourdan.)

Pour Harvey le sang circule, et le cœur est l'organe central de sa circulation. C'est du cœur gauche et par sa contraction que le sang est lancé dans l'aorte et dans les artères jusqu'au plus intime des organes qu'il nourrit : C'est au cœur droit que le sang revient par les veines après avoir accompli sa fonction nourricière. Voilà la grande circulation. C'est du cœur droit que le sang est lancé au poumon où il se vivifie au contact de l'air, c'est au cœur gauche qu'il revient régénéré et prêt à reprendre son rôle de missionnaire infatigable. Voilà la petite circulation. Théorème admirable dans sa grandiose simplicité et dont Harvey sut appuyer la démonstration sur mille preuves tirées de l'anatomie, de la physiologie et de la pathologie.

Quand on réfléchit d'une part au débordement d'enthousiasme que provoque une grande découverte scientifique et d'autre part à la résistance farouche qu'opposent aux innovations certains esprits étroits incapables dans leur suffisance de supporter l'idée qu'ils aient pu se tromper, on comprend sans peine à quels combats la circulation donna naissance. Ce furent des guerres sans trève ni merci ; et, chose triste à dire, c'est en France que l'on apporta dans la lutte le plus d'acharnement. Et pendant que les pamphlets se succédaient, que les injures s'échangeaient, que les Thomas Diafoirus s'évertuaient pendant de longues heures à pulvériser dans leurs thèses, les circulateurs et leurs théories, Harvey, dans le calme impassible que donne seule la possession de la vérité, évitait de descendre dans l'arène, pour répondre aux inepties d'un Primerose ou d'un Parisanus, aux quolibets de Guy Patin, aux futilités scholastiques d'Hoffmann ou de Jean de la Torre. Seul Riolan, profond anatomiste et érudit de premier ordre, doyen de la Faculté de Paris, eut l'honneur d'une réponse particulière de la part d'Harvey. Et cependant il mourut dans l'impénitence, plein de douleur d'avoir assisté à la ruine de ses plus chères affections scientifiques. Par contre un grand nombre d'esprits distingués, médecins ou philosophes, Polfinck, Plempius d'abord hostile, puis rallié à la religion nouvelle, à la suite d'une amende honorable qui fait le plus grand éloge de sa bonne foi et de sa probité de savant, des génies comme Descartes, des anatomistes comme Pecquet se firent les défenseurs ardents de la circulation. Petit à petit les dernières résistances s'éteignirent. Pourtant au XVIIIe siècle, il se trouva encore à Padoue un médecin, Homobonus Piso, pour nier la découverte d'Harvey. Du reste les partisans de l'antiquité ne cessaient d'éprouver défaites sur défaites. En 1627 Aselli découvre les vaisseaux chylifères que Galien n'avait pas vus ou avait confondus avec les nerfs. En 1651, Pecquet, le petit Pecquet de Mme de Sévigné, qui avait tant de confiance dans l'efficacité thérapeutique de l'eau-de-vie, et qui mourut pour en avoir trop bu, Pecquet décrit le canal thoracique dont le réservoir inférieur porte son nom ; il le suit jusqu'à son abouchement dans la veine sous-clavière gauche. Dès lors, ce n'est plus seulement le sang qui circule, c'est encore le chyle, et loin de passer par le foie, le chyle va se jeter directement dans le sang. C'était la déchéance définitive pour le foie : la désolation de ses partisans fut immense ! *Quid de nostra fiet medicina ?* s'écriait tristement l'un d'eux. Quelques années plus tard Bartholin enterrait solennellement le monarque déchu et composait son épitaphe. La spirituelle boutade de Boileau qui dans *son arrêt burlesque* ordonnait au chyle d'aller au foie sans passer par le cœur, et défendait au sang de circuler, fut impuissante à rétablir l'ancien état de choses.

C'est qu'en effet l'élan était donné ; et dégagée de toute contrainte, soumise au contrôle exclusif d'une observation rendue plus minutieuse par le perfectionnement des moyens d'investigation, l'anatomie marche à pas de géant. Le Danois Sténon (1628-1694) publie ses observations anatomiques ; il devait, quelques années plus tard, converti par l'éloquence de Bossuet, abandonner la religion réformée pour le catholicisme et déserter l'amphithéâtre pour l'autel. Le pape Innocent XI le sacra évêque d'Héliopolis. Avec le Bolonais Marcel Malpighi (1628-1694) commence à proprement parler l'anatomie des tissus. Le Hollandais Ruysh (1638-1731) l'anatomiste aux yeux de lynx et aux doigts de fée, grâce à d'admirables injections dont le secret a péri avec lui, fonde une collection de préparations anatomiques tellement merveilleuses, que Pierre le Grand dont l'enthousiasme s'enflamme pour toutes les inventions nouvelles, accourt du fond de la Russie pour les admirer et les acheter. On rapporte que le czar baisa avec tendresse le corps embaumé d'un petit enfant qui semblait lui sourire. Leuwenhoeck (1632-1723), compatriote de Ruysh, perfectionne le microscope et l'applique à l'étude des organes. Quelque séduisant que soit le spectacle d'une telle activité, il nous faut passer rapidement sur cette brillante période où les grands noms abondent et se rattachent tous à quelque découverte capitale de l'anatomie et de la physiologie. Ce sont en Hollande Swammerdam, de Graaf, et Tulpius immortalisé par le pinceau de Rembrand dans la *Leçon d'anatomie*; en Danemark les Bartholin; en Flandre Verheyen; en Allemagne Brünner et Peyer; en Angleterre Clopton Havers, Willis et Warton; en France Riolan, Vieussens, Littre, Méry, Duverney; en Italie Gagliardi et surtout Lancisi, qui occupa pendant treize ans la chaire d'anatomie au collège de la Sapience, à Rome, et qui, sentant le prix de l'application de l'anatomie à la peinture et à la sculpture, publia avec le dessinateur Bernard Genga un atlas d'anatomie artistique d'après le modèle vivant, le cadavre et l'antique. C'est qu'en effet l'étude de l'anatomie n'était pas seulement l'apanage des médecins dans un pays où Michel Ange et Léonard de Vinci avaient manié le scalpel avec autant d'habileté que le pinceau. Les cours d'anatomie s'y faisaient avec une grande pompe : on se rendait à l'amphithéâtre élégamment décoré par des rues jonchées de fleurs et de branches de lauriers; pendant la séance les auditeurs recevaient des bouquets et des oranges, le professeur, enveloppé d'une ample toge, prononçait un grand discours d'apparat, tandis qu'un prosecteur subalterne était chargé de la démonstration purement anatomique. A la fin du cours on faisait une collecte destinée à subvenir aux prières pour les âmes de ceux dont les corps avaient servi aux démonstrations. Du reste, les cours d'anatomie étaient généralement considérés en Europe comme une distraction mondaine, et pour ne parler que de notre pays, c'était un régal pour les gens du bel air, que d'assister à l'ouverture d'un cadavre, à ce qu'on appelait alors « une anatomie. »

Au commencement du xviie siècle la clinique avait deux grands défauts : l'explication et l'observation à outrance ; la première qui torturait les faits au profit de la théorie ; la seconde, qui s'égarant dans la minutie du détail, perdait de vue l'importance relative des phénomènes. Une réforme était urgente, ce fut Sydenham qui s'en chargea. Boerhaave l'a comparé à Hippocrate. Un tel éloge aurait sans doute suffi à le mettre hors de pair à une époque où la moindre parole du professeur de Leyde était un oracle. Mais l'histoire a suffisamment trouvé dans ses œuvres de quoi légitimer le titre d'Hippocrate anglais sous lequel on s'accorde à le désigner.

Thomas Sydenham naquit à Windford-Eagle, dans le Dorsetshire, en 1624; bachelier à Oxford en 1648; docteur à Cambridge, il jouit comme praticien d'une réputation colossale. Il y a une ombre dans l'histoire de sa vie ; quand la peste ravagea Londres, Sydenham eut une de ses faiblesses qu'on pardonne avec peine à un médecin : il abandonna son poste. Il mourut en 1689 d'une attaque de choléra-morbus. Le principal ouvrage de Syndenham est l'*Histoire et la curation des maladies aiguës ;* dont la plus grande partie est formée par les constitutions épidémiques ; celles-ci comprennent le résumé des observations faites pendant une période de quatorze années, de 1661 à 1675. Elles sont écrites suivant la méthode hippocratique ; Sydenham ne néglige jamais de nous tenir au courant de toutes les circonstances extérieures, température, pluies, vents, orages, etc., qui ont accompagné la genèse des maladies soumises à son observation. Ses descriptions cliniques sont remarquables par leur clarté et leur précision. La thérapeutique qui forme la seconde partie de son ouvrage renferme toute une collection de recettes qui ont fait reprocher à Sydenham sa tendance à la polypharmacie ; on lui doit au moins la formule d'un médicament des plus utiles, le vin d'opium, ou laudanum qui porte son nom.

Outre son histoire des maladies aiguës, Sydenham a laissé différentes dissertations sur la petite vérole, sur l'affection hystérique (sous forme de lettre à W. Cole), sur le mal vénérien (lettre à Paman), sur les maladies épidémiques de 1675 à

1680 (lettre à Robert Brady), le *Traité de l'hydro-pisie* et enfin le célèbre *Traité de la goutte* où, souf-frant lui-même les tortures qu'il décrit, il exhorte avec une résignation enjouée ses compagnons d'infortune à s'armer de patience et de philosophie.

A côté de Sydenham vient tout naturellement se placer son compatriote et son contemporain Richard Morton, imitateur comme lui de la méthode hippo-cratique, et pourvu d'une érudition bien supérieure à celle de son rival qui se piquait du reste de n'en pas avoir. Morton fut un des premiers médecins qui prônèrent le quinquina en Angleterre. Célèbre dans le traitement des maladies de poitrine, il com-posa un *Traité des fièvres inflammatoires* et une *Phthisiologie* où l'on trouve un grand nombre de faits intéressants noyés, il est vrai, dans un grand fatras théorique. Il n'y eut guère en France que deux hommes dont la réputation comme praticiens put être comparée à celle de Sydenham et de Morton. Ce furent deux médecins de Montpellier, Barbeyrac et Chirac, à la gloire desquels Bordeu a plus contribué par les louanges qu'il leur accorde, que les ouvrages qu'ils ont laissés.

L'exemple de Sydenham donna à l'Europe une impulsion qui se traduisit par des descriptions générales d'épidémies où les observations person-nelles se multipliaient : en Hollande Dimerbroeck décrivit l'effroyable peste qui ravagea Nimègue pendant les années 1635, 1636 et 1637. En Allemagne, en France, en Italie, la même influence se fit sentir.

Quoiqu'il ne rentre pas dans le cadre de ce livre de tracer même une esquisse de l'histoire de la chirurgie, on ne saurait abandonner le xvii° siècle, sans signaler au moins le célèbre Jacques Baulieu, plus connu sous le nom de frère Jacques, pour sa nouvelle méthode d'extraction de la pierre vésicale ; l'Italien Magatus, promoteur d'une révolution complète dans l'art de panser les plaies, Sévérin et surtout Dionis, auteurs de traités généraux de chirurgie qui font déjà pressentir les progrès considérables que cette science accomplira au siècle suivant.

CHAPITRE VIII

Le xviiᵉ siècle est, avant tout, un siècle de systèmes. C'est à lui qu'appartiennent l'iatro-chimisme
et l'iatro-mécanisme. Ces deux doctrines qui se sont
partagé la médecine pendant de si longues années,
sont une phase de transition entre la médecine ancienne et la moderne. Elles marquent l'invasion dans
la science de procédés nouveaux et de méthodes
nouvelles ; mais elles n'en apparaissent pas moins
comme une dernière incarnation de l'esprit scholastique, dont un vernis superficiel d'observation et
d'expérimentation est impuissant à cacher les incon-
séquences et les exagérations.

L'iatro-chimisme, le premier en date, est loin
d'être un système nouveau. Paracelse l'avait pré-
paré et avant lui le moine Basile Valentin, l'inventeur de l'antimoine, et même Rhazès et la plupart
des médecins arabes, avaient essayé d'appliquer la
chimie à la médecine. C'est à partir de Van Helmont que la doctrine se formule, ce n'est qu'après

Sylvius de Le Boë et Thomas Willis qu'elle est définitivement constituée.

Van Helmont est au moins aussi étrange que Paracelse, de puissantes affinités unissent ces deux hommes. C'est le même esprit inflexible, la même énergie indomptable chez le tribun emporté et chez le moine extatique. La foi seule peut faire de tels illuminés, et Paracelse comme Van Helmont avaient la foi. Quoique Paracelse soit grossier et ignorant, et qu'on sente chez Van Helmont le gentilhomme et l'érudit, tous deux sont nés despotes, et si la tyrannie scientifique de l'un est celle d'un chef de bande, elle rappelle chez l'autre la rigueur implacable d'un supérieur de couvent.

Van Helmont naquit en 1557 à Bruxelles ; il fit ses humanités à Louvain, et les jésuites lui enseignèrent la philosophie. L'un d'eux, Martin del Rio, l'initia à la magie. Doué d'une imagination ardente, à laquelle les idées religieuses dont il était imbu imprimèrent une direction toute particulière, Van Helmont se livra sans réserve à toutes les rêveries de mysticisme. La contemplation et l'extase devinrent ses procédés habituels de réflexion. Il finit même par jouir de la contemplation des théophanies, et par apercevoir son âme sous la forme d'un cristal resplendissant. C'est sous l'empire d'une telle surexcitation cérébrale que Van Helmont abandonne sa fortune à sa sœur, et se résout à chercher dans l'étude de la médecine un remède universel aux maux qui accablent l'humanité. Il ne tarde pas à être cruellement désenchanté. Une aventure personnelle lui montre l'inanité et l'invraisemblance des théories médicales alors en honneur. Ayant contracté la gale dans ses voyages, Van Helmont s'était mis entre les mains de deux célèbres praticiens. Il fut si souvent saigné et purgé qu'il pensa en mourir, sans que la gale diminuât le moins du monde. Dégoûté de la médecine, Van Helmont se livre alors à l'étude de la chimie et croit y trouver les armes suffisantes pour terrasser l'humorisme galénique. Pendant trente ans, il ne sortit de son laboratoire que pour donner gratuitement ses soins aux malades. Il mourut en 1664 d'une violente pneumonie, sans avoir voulu revoir une lancette. « Van Helmont était un grand pendard de Flamand, dit Guy Patin, qui est mort depuis quelques mois. Il n'a jamais rien fait qui vaille; il s'insurgeait fort contre la saignée faute de laquelle pourtant il est mort frénétique. »

Les principaux ouvrages de Van Helmont sont : le *Traité de la guérison magnétique des blessures*, le *Supplément aux eaux de Spa*, la *Doctrine des fièvres*, le *Traité de la formation des calculs*, et l'*Ortus medicinæ*. Pour lui tout corps est le résultat de deux éléments, la matière première et le ferment. Il emprunte à Paracelse sa conception de

4.

l'Archée, sorte de principe vital intermédiaire entre l'âme et le corps, occupant l'orifice de l'estomac, et tenant sous sa dépendance les archées secondaires qui président aux fonctions des différents organes. Il assimile le corps à un État, et le dote d'une organisation politique. Les archées secondaires obéissent-ils à l'archée principal, c'est la paix, c'est la prospérité, c'est la santé! La révolte se met-elle parmi eux, la guerre civile s'allume, et la maladie est constituée. La mort survient quand l'anarchie est à son comble. Quelle grande leçon de politique! La digestion est une opération chimique qui se décompose en six opérations secondaires. Le tube digestif est un laboratoire où la chaleur et les ferments fournis par les organes annexes, produisent mille réactions. Sa pathologie est un mélange de mysticisme et de chimiatrie; sa thérapeutique où il préconise l'emploi de médicaments chimiques, fourmille de remèdes extraordinaires qui ne le cèdent en rien sous le rapport de l'étrangeté, aux recettes extravagantes des vieilles commères. Faut-il s'en étonner de la part d'un homme qui vivait dans un monde imaginaire, et superstitieux au point de croire à la génération spontanée des vers, des cloportes, des scorpions et des souris.

Le véritable fondateur de l'iatro-chimisme, Sylvius ou François de le Boë, naquit à Hanau, près de Francfort-sur-le-Mein en 1614. Docteur à

23 ans, il visite l'Allemagne et la Hollande ; en 1658,
il occupe la chaire de médecine pratique à Leyde.
Nourri de la lecture de Descartes et de Van Helmont, Sylvius entra franchement dans les rangs
des adversaires de l'humorisme galénique. Il se fit
le défenseur de la circulation du sang, des remèdes
chimiques, et notamment de l'antimoine dont nous
parlerons bientôt. Bel homme, ce qui ne nuit
jamais au succès, courtois et modéré dans la
discussion, ce qui est rare à cette époque, éloquent
et disert, ce qui assure toujours un auditoire
sympathique, Sylvius fut nommé recteur de l'Université de Leyde, et mourut en 1672. Il fut enterré
à l'église Saint-Pierre de Leyde : si l'on en croit
son oraison funèbre, sa sobriété était fort grande ;
personne ne pouvait se vanter de l'avoir vu tituber ;
il faut croire que c'était là une qualité peu commune
parmi les Hollandais du temps.

Sylvius a laissé un grand nom comme anatomiste surtout à cause de ses études sur l'encéphale.
On lui doit aussi beaucoup de reconnaissance pour
avoir largement ouvert aux étudiants les portes des
hôpitaux, et mis en vogue le système si utile des
leçons cliniques publiques. Ses opinions physiologiques et anatomiques sont réunies sous le nom
de *Disputations médicales*, au nombre de dix. C'est
là son principal ouvrage. Le système chimiatrique
de Sylvius forme un ensemble bien coordonné.
C'est encore de la spéculation pure, mais au moins

avec une apparence de réalité qui séduit par la simplicité et la clarté. La digestion est une suite d'opérations chimiques ; au contact de la salive du suc pancréatique et de la bile, il se produit dans les aliments des réactions, des fermentations, des effervescences. Dans la profondeur des organes ce ne sont encore qu'actions et réactions chimiques, combinaisons d'acides et d'alcalis ; formation de sels et production de scories. L'archée vital de Van Helmont disparaît, il est remplacé par un corps subtil, mais matériel, analogue à l'esprit-de-vin !

Même système en pathologie. La maladie est comme l'expérience chimique qui échoue parce qu'on s'est trompé de flacon. Les âcretés alcalines ou acides des humeurs en sont la cause. De là des réactions imprévues des humeurs les unes sur les autres, des effervescences résultant d'un sang trop acide avec une bile trop alcaline ; aussi l'indication thérapeutique qui découle d'une semblable théorie est-elle de calmer les acrimonies des humeurs ; et le meilleur moyen est d'employer les ressources que la chimie met à notre disposition.

La chimiatrie fut bien accueillie en Angleterre, où elle compte parmi ses principaux adeptes Thomas Willis (1622-1666), d'abord professeur de philosophie naturelle à l'université d'Oxford, puis membre de la Société Royale de Londres. Ce médecin célèbre n'avait guère de chance dans sa pratique; « Il me tue plus de sujets qu'une armée ennemie » disait le roi Charles II. Willis adopta la plupart des idées de Sylvius, mais étendit encore en pathologie le rôle de la fermentation. Ses principaux ouvrages sont les deux *Diatribes*, l'une sur la fermentation, l'autre sur les fièvres; son *Anatomie du système nerveux*, qui est célèbre, sa *Pathologie cérébrale et nerveuse*. Malgré l'autorité de Willis, l'iatro-chimisme ne tarda pas à être attaqué en Angleterre d'abord par Robert Boyle au nom de la chimie, puis par Sydenham au nom de la médecine. Plus tard Pitcairn tenta de lui substituer son système iatro-mécanique. Rapidement la chimiatrie envahit l'Europe. En Allemagne, elle triomphe facilement, mais partout ailleurs elle doit soutenir des luttes vigoureuses, en Italie, en Hollande, son pays natal, et surtout en France, où les partisans de l'humorisme galénique lui défendent le terrain pied à pied. On peut le dire à leur louange, leur héroïsme était à la hauteur des coups qui les frappaient. Le sang circulait, la lymphe se détournait du foie; on ruinait, comme à plaisir, « tant de dogmes succulents et de thèses magnifiques. » Et voilà que les chimiâtres entraient en lice, avec leurs théories et leurs poisons! l'antimoine, leur médicament favori, fut l'étincelle qui mit le feu aux poudres ; deux décrets du parlement avaient condamné l'antimoine comme un dangereux poison. Il ne fallut rien moins que la maladie de Louis XIV, en 1658, que Guénaut traita par l'antimoine, et un décret du parlement en 1665 pour le réhabiliter. La guerre avait duré près d'un siècle : elle se terminait encore une fois à la confusion de Galien.

CHAPITRE IX

L'iatro-mécanisme pendant les XVIIᵉ et XVIIIᵉ siècles en Italie, en Angleterre et en France.

La médecine est une science retardataire. Les lois de son évolution l'y condamnent, et les liens qui l'unissent aux autres connaissances humaines ne lui permettent d'avancer, que lorsque la voie est déjà frayée. Il n'est pas de grande découverte scientifique qui n'ait eu un retentissement plus ou moins profond sur elle, et donné naissance à quelques-uns de ses progrès. Mais si la médecine réclame l'aide et le secours des autres sciences, ce n'est que dans une mesure limitée. Son autonomie s'arrange mal d'une ingérence maladroite, et autant un concours discret peut lui être utile, autant il est nuisible à ses intérêts de trouver, au lieu d'alliés, des protecteurs encombrants et tyranniques.

Ce fut là toujours le vice de ces systèmes étroits qui ne tendent à rien moins qu'à faire de la médecine un chapitre de chimie, de mécanique, d'hydraulique, voire même de mathématique. Ce fut l'erreur de la chimiatrie, c'est aussi celle de l'iatro-mécanisme. Ce système qui florissait vers le milieu du xvii° siècle, tend à expliquer tous les phénomènes de la vie, physiologiques ou pathologiques, au moyen des lois physiques ou mathématiques, d'où le nom d'iatro-mathématisme, qui lui a aussi été donné. Les iatro-mécaniciens transportent dans l'étude des fonctions organiques, les calculs des mathématiciens, les formules de la statique, de l'hydraulique, etc. Ils résolvent en équations la force de contraction musculaire, la puissance sécrétoire des glandes, l'action digestive du tube gastro-intestinal. Né en Italie, l'iatro-mécanisme a joui, pendant plus d'un siècle, d'une fortune considérable; il n'a pas tardé à s'étendre dans toute l'Europe : en Angleterre, en Hollande, en Allemagne et même en France, il a compté des représentants et lutté avec avantage contre la chimiatrie alors toute-puissante. On peut en rechercher les causes dans la vigoureuse impulsion donnée aux sciences exactes par Galilée, Newton, Descartes ; dans cette soif ardente de précision, de netteté, de certitude, qui dévorait les esprits scientifiques de l'époque, et aussi dans le désir de rompre définitivement avec un passé d'hypothèses, de raisonnements à outrance, dont le résultat, en physiologie, était la conception abstraite des facultés naturelles. La découverte de la circulation du sang, qui substituait aux nuages

de l'ancienne physiologie, une physiologie nouvelle aussi lumineuse qu'une démonstration mathématique, acheva de griser les esprits. On ne
douta plus que le compas et la balance et les formules de la mécanique et de l'algèbre ne don-
nassent bientôt l'explication de tous les phénomènes cachés qui se passent au sein de nos
organes. C'était là, dans un certain sens, un grand
progrès, et la physiologie moderne doit beaucoup
à l'iatro-mécanisme. Mais bientôt la voie nouvelle, obstruée par les systèmes *a priori* des enthousiastes de la première heure, ne fut plus
qu'une impasse. Dans ce qui ne devait être qu'une
méthode, les théoriciens acharnés virent un
corps de doctrine complet, répondant à tous les
desiderata de la médecine, et de nouveau les systèmes refleurirent, toujours exagérés, souvent
absurdes.

On rattache généralement à l'iatro-mécanisme
le système de médecine statique de Sanctorius
(1561-1635). L'auteur des *Aphorismes sur la médecine statique*, est avant tout un physicien habile
et un mécanicien ingénieux; il inventa le *pulsi-
logium*, appareil destiné à mesurer l'amplitude
et le degré de fréquence du pouls, et appliqua le
thermomètre à la recherche de la température du
corps. C'est lui qui fit le premier ressortir l'importance de la perspiration insensible, et pendant
près de quarante ans, il passa régulièrement plu-

sieurs heures par jour dans une balance pour éva-
luer les variations de poids que subit le corps dans
l'accomplissement de ses fonctions. Un tel zèle peut
faire sourire ; il est du moins le gage d'une convic-
tion sincère, et d'une grande bonne foi scientifique.

Le véritable fondateur de l'iatro-mécanisme
italien est Borelli de Naples (1608-1679).

Philosophe et mathématicien, il est connu surtout par ses recherches sur les muscles et leur
action, consignées dans le plus célèbre de ses
livres, le traité *de Motu animalium*. Sa pathologie
n'a aucune valeur : Borelli n'est rien moins que
praticien. Après avoir occupé différentes chaires à
Florence et à Pise, il se retira à Rome dans la
Maison des Écoles pieuses et y mourut à l'âge de
soixante et onze ans.

Laurent Bellini, né à Florence en 1643, n'avait
pas dix-neuf ans lorsqu'il fit paraître son ouvrage
sur la *Structure et la fonction des reins*. C'est lui
qui découvrit les tubes urinifères dans le paren-
chyme rénal. A vingt ans, le protégé du grand
duc Ferdinand II occupait la chaire de philosophie
et de médecine théorique à l'université de Pise.
Revenu à Florence, il devint le médecin de
Côsme III, et mourut à l'âge de soixante ans, le
8 juin 1703. Sa renommée était si considérable,
que ses ouvrages devinrent classiques de son vivant dans les universités étrangères, chose excep-
tionnelle à cette époque. Et cependant si Bellini

fut un grand anatomiste, ce ne fut qu'un piètre médecin, sans cesse emporté par sa brillante imagination dans les théories les plus aventureuses. Profondément artiste, poète d'une valeur incontestable, il sut également se faire remarquer dans la philosophie, les mathématiques, la physique et la mécanique.

C'est de Baglivi que l'iatro-mécanisme italien reçut sa consécration définitive. Georges Baglivi naquit à Raguse en 1669. Après avoir parcouru l'Italie, il vint se fixer à Rome où le pape Clément XI lui confia la chaire de médecine théorique, puis celle de chirurgie et d'anatomie dans le collège de la Sapience. On se pressait autour de ce jeune professeur en qui on trouvait « un jugement sain, une élocution facile, une ample moisson de faits, qu'une pratique très répandue mettait chaque jour à sa disposition, et des connaissances variées en littérature ancienne, en physique et en histoire naturelle. » (Jourdan.) Ses principaux ouvrages sont : *la Pratique médicale* et le traité *de la Fibre motrice et malade*. Baglivi n'est pas seulement le plus sensé et le plus cicéronien des iatro-mécaniciens, c'est encore un admirateur passionné de la doctrine hippocratique, et un expérimentateur habile. La théorie l'aveugle souvent, bien qu'il s'en défende et répète sans cesse que l'observation de la nature doit être le seul guide du médecin ; mais, malgré ses erreurs, et quelque monstrueuse que nous paraisse aujourd'hui sa conception favorite de la dure-mère cérébrale, se contractant dans une véritable systole pour envoyer dans les nerfs le fluide nerveux, comme le cœur envoie dans les vaisseaux le fluide sanguin (tant il est vrai qu'il y aura toujours de maladroits imitateurs pour dénaturer, en s'en emparant, les plus grandes découvertes), on doit rendre à Baglivi cette justice qu'il sut réserver ses idées mathématiques et mécaniques pour sa physiologie, et se montrer praticien éclairé et rationnel, véritable disciple d'Hippocrate, au lit du malade. Du reste, son système n'a rien d'absolu, et si l'iatro-mécanisme en est la note dominante, les explications chimiques et les théories humorales y ont aussi une large part.

Nous ne ferons que signaler Ramazzini de Modène (1633-1706), professeur à Padoue, observateur et érudit, praticien habile et ennemi de la routine. Ses *Constitutions épidémiques* sont comme un reflet de la méthode de Sydenham. On lui doit aussi un livre sur l'abus du quinquina, dont certains médecins faisaient alors une véritable panacée. En maint endroit on sent chez lui l'influence de Sylvius de Le Boé.

L'iatro-mécanisme italien végétera encore jusqu'au milieu du xviiie siècle. Mais déjà les grands hommes ont passé. Ni les rêveries physiologiques de J. de Sandris, ni les divagations mathéma-

tiques des Bernouillis, ni les dissertations de Gu-
glielmini sur la nature du sang ne peuvent lui
rendre la vitalité qui s'en va. Le *Nouveau système
médico-mécanique* de Bazicaluve, le *Traité des
fièvres* de Crescenzo, le *Traité de pathologie mécanique* de Masino, suite de paradoxes absurdes
bien dignes de l'oubli, où ils sont tombés, sont les
derniers soupirs du système agonisant.

Iatro-mécanisme anglais.

Ses deux principaux représentants sont Pitcairn
et W. Cole.

Archibald Pitcairn (1652-1713), né à Edimbourg
après avoir étudié la médecine à Montpellier et à
Paris, professa cette science à Leyde où il eut
l'honneur d'avoir pour élève Boerhaave. Revenu en
Écosse, il attaqua avec ardeur la chimiatrie, et
fit paraître ses principaux ouvrages, *de la Guérison des fièvres par les évacuations, de la Division des maladies, du Flux menstruel,* etc. William
Cole qui reçut, en 1666, le bonnet de docteur à
Oxford, exerça la médecine à Bristol. Ami de
Sydenham, dont il aurait dû mieux imiter la méthode, il est surtout connu par son *Traité des
sécrétions chez les animaux,* et son *Traité des fièvres
intermittentes.*

A côté de ces deux écrivains, il resterait à signaler Jacques Keill, né à Edimbourg, en 1673, mort

en 1719, d'un cancer à la bouche, qui enthousiasmé
par la découverte de Newton, applique à la circulation du sang, avec la maladresse habituelle
des iatro-mécaniciens, les lois de l'attraction. Il
n'en coûte rien d'affirmer n'importe quoi, quand
on est comme lui assez audacieux pour écrire
qu'un homme du poids de cent soixante livres,
contient cent livres de sang. Freind et Mead,
qui appartiennent autant au XVIIIe siècle qu'au
XVIIe, Robinson et Wintringham qui vivent au
XVIIIe siècle, sont les derniers iatro-mécaniciens
anglais. Cette doctrine n'a pas eu à se louer de
son séjour en Angleterre. Quand un pays qui a
donné naissance à Harvey, peut dans le même
siècle produire Sydenham, ce n'est pas un terrain
favorable à l'éclosion des rêveurs, des théoriciens
aveugles et des amateurs d'absurdités et de paradoxes.

Iatro-mécanisme français.

En France, l'iatro-mécanisme eut peu de succès, la chimiatrie était trop puissante, pendant le
XVIIe et le commencement du XVIIIe siècle. Quelques
éclectiques tentèrent de concilier les deux systèmes comme Chirac, le praticien si renommé qui
laissa par testament trente mille livres destinées
à la fondation de deux chaires, l'une pour l'anatomie comparée, l'autre pour l'explication du

traité de *Motu animalium* de Borelli, vœu qui du reste ne fut pas réalisé. On peut encore citer Claude Perrault, auteur de la Mécanique des animaux, Philippe Hecquet, Jean Sylva, Gourraigne et Boissier de Sauvages. Et encore l'iatro-mécanisme est-il moins pur, moins surchargé de calculs que ses voisins. Ce n'est plus à proprement parler un système, mais une méthode. Ce n'est pas un but, c'est un moyen.

CHAPITRE X

Boerhaave et Hoffmann appartiennent à l'iatro-mécanisme dont ils complètent et couronnent l'histoire. Contemporains de Stahl, le fondateur de l'animisme, ils forment avec lui une sorte de triumvirat qui eut une influence considérable sur la médecine de la première moitié du xviiie siècle.

Hermann Boerhaave, naquit à Woorhout, près de Leyde, le 13 décembre 1668. Fils d'un pasteur protestant qui le destinait à l'Église, il dirigea ses premières études dans ce sens, et apprit l'hébreu, le chaldéen, l'histoire ancienne, l'histoire ecclésiastique, la philosophie et les mathématiques. Il soutint même une thèse contre la philosophie panthéiste de Spinosa. Le dénûment où le laissa la mort de son père l'obligea de donner pour vivre des leçons de mathématiques. Puis nommé à un emploi de bibliothécaire dans la ville de Leyde, il put enfin, à l'âge de vingt-deux ans, se livrer à l'étude de la médecine où il devait acquérir une réputation universelle. On rapporte qu'affecté pendant sa jeunesse d'un ulcère à la cuisse qu'il garda sept ans sans pouvoir s'en débarrasser, ce lui fut l'occasion de longues et profondes méditations sur l'art de guérir. Sa thèse de doctorat soutenue à Harderwick, en 1693, fut une étude sur les excréments considérés au point de vue du diagnostic des maladies. En 1701, il ouvrait son cours de médecine théorique : quelques années plus tard la foule des étudiants qu'il attirait à Leyde était telle qu'on fut obligé pour leur construire des logements de reculer l'enceinte de la ville. On se fait difficilement une idée de l'admiration enthousiaste que lui témoignaient ses concitoyens. Boerhaave était goutteux comme Sydenham. A la suite d'un violent accès qui avait fait craindre pour ses jours, il sortit convalescent sur la place publique : ce fut une fête nationale : le soir, Leyde fut illuminée. « A monsieur Boerhaave, en Europe, » lui écrivait un mandarin chinois qui ignorait son adresse. La lettre arriva à destination.

Chimiste, botaniste, musicien (car il jouait de la flûte), Boerhaave, après avoir acquis des richesses considérables, mourut le 23 septembre 1738; deux fois l'université de Leyde l'avait choisi comme recteur.

Ses ouvrages sont extrêmement nombreux ; les plus connus sont les *Institutions de médecine*, et les *Aphorismes*. Les *Institutions de médecine* sont divisées en cinq livres, qui traitent de la physiologie,

de la pathologie, de la séméiotique, de l'hygiène et
de la thérapeutique. Les *Aphorismes* sont conçus
dans le même sens que ceux de la collection hippocratique, comme eux ils forment un résumé synthétique présenté sous forme d'axiomes, souvent
obscurs par l'excès de leur concision, d'une pratique longue et très étendue.

La théorie de Boerhaave est l'écho d'un iatro-
mécanisme mêlé d'hippocratisme et de chimiatrie.
Le disciple d'Hippocrate se révèle dans la partie
clinique de l'œuvre. C'est là le caractère commun
de tous les médecins vraiment observateurs, à
quelque secte qu'ils appartiennent, qui savent faire
tomber leurs préventions théoriques devant la brutale réalité des faits. En physiologie, Boerhaave
est un iatro-mécanicien pur. Les lois qui président
aux mouvements de la machine humaine ne sont
pas d'une essence différente de celles qui régissent
les autres phénomènes de la nature. Le corps est
un ensemble aussi complexe que l'on voudra de
poulies, de leviers, de soufflets, de cribles, de
pressoirs. Les actions physiologiques sont soumises aux lois de l'hydrostatique, de l'hydraulique,
de la mécanique. Il met au second plan, sans les
nier du reste, les actions chimiques qui se passent
dans l'organisme. En pathologie, plus solidiste
qu'humoriste comme les autres iatro-mécaniciens,
Boerhaave attribue à la contraction ou au relâchement des fibres la plupart des maladies. C'est à

cette cause que sont dus les engorgements des organes ; c'est la théorie de l'obstruction, qui résulte soit de la diminution du calibre des vaisseaux, soit de l'épaississement des liquides qui y circulent.

Quoi qu'il en soit, tout en reconnaissant la supériorité incontestable du génie de Boerhaave, sur la plupart des iatro-mécaniciens, tout en rendant justice à son immense érudition, à la noblesse de son caractère, à ses vertus, qui ont plus fait peut-être pour sa gloire que l'excellence de ses théories, on est forcé d'admettre que « dans les *Aphorismes* et les *Institutions*, il n'y a rien qui dépasse la mesure ordinaire de l'esprit humain ; ni la forme n'est nouvelle, ni la doctrine n'est sublime et inouïe. Il semble même que le commentaire du disciple Van Swieten vaut beaucoup mieux que le texte du maître. » (Daremberg.)

Huit ans avant que la Hollande ne donnât le jour à Boerhaave, Frédéric Hoffmann naissait à Halle le 19 février 1660. Orphelin dès l'enfance et ruiné par un incendie qui dévora son patrimoine, il put cependant faire ses études médicales et fut reçu docteur à l'université d'Iéna en 1681. Il se mit alors à voyager, visita la Belgique et l'Angleterre, surtout Oxford et Londres qui étaient alors les deux principaux centres d'instruction.

Frédéric, électeur de Brandebourg qui devait plus tard monter sur le trône de Prusse, venait de fonder l'université de Halle : il confia à Hoffmann la chaire de médecine et le chargea de choisir lui-même les autres professeurs. Hoffmann eut la main heureuse, il s'adjoignit un homme dont la haute intelligence l'avait frappé ; c'était Sthal, déjà médecin ordinaire de la cour de Weimar, qui devait être son rival et jeter tant de splendeur sur l'école de Halle. Ni la faveur des grands, ni les richesses, ni la gloire, ne purent consoler Hoffmann de la perte qu'il fit de sa compagne. Ce deuil domestique assombrit les dernières années de sa vie ; il mourut le 4 octobre 1742 après avoir pendant quarante-huit ans professé la chimie, l'anatomie, la médecine pratique et la chirurgie.

Son œuvre est colossale. Elle se compose d'un nombre considérable de dissertations sur les sujets scientifiques les plus variés, sur la thérapeutique, la clinique, la physiologie, la chirurgie, l'hygiène, etc. ; la collection complète de ses ouvrages ne remplit pas moins d'onze volumineux in-folios. Le plus connu, et le meilleur de ses livres, celui qui résume toute la théorie, est la *Médecine rationnelle systématique*, œuvre de pleine maturité scientifique ; Hoffmann avait soixante ans quand il la commença ; il en avait quatre-vingts alors qu'il y mettait la dernière main. Le premier livre de la *Médecine rationnelle* comprend huit chapitres de prolégomènes consacrés à la physiologie, et servant d'introduction. Le second livre traite de la pathologie générale ; la thérapeutique forme la troisième partie, la dernière est consacrée à la pathologie spéciale et à l'étude des fièvres. Ici le Mécanisme s'épure d'une façon évidente, la conception de la vie s'élève et s'élargit ; les phénomènes vitaux sont l'expression d'une mécanique supérieure dont peuvent à peine donner une idée les instruments construits par l'homme. Nous sommes déjà loin de cette identification grossière du corps humain avec une machine plus ou moins compliquée, comme le concevait Boerhaave.

Ce n'est pas le lieu d'examiner la doctrine philosophique d'Hoffmann. Il suffit de dire qu'il adopte le système de Leibnitz qui s'accorde le mieux avec son caractère profondément religieux et ses tendances scientifiques. En physiologie, c'est le mouvement circulatoire du sang qui est la cause de la vie.

Ce mouvement engendre la chaleur, et ces deux éléments réunis s'opposent à la coagulation et à la putréfaction du liquide nourricier. Il n'y a là rien de bien nouveau. La digestion est avant tout un phénomène mécanique d'attrition, de broiement, de division et de séparation des aliments en particules ténues capables de passer directement dans le sang ; il s'y joint, grâce à la chaleur, une sorte de fermentation. La pathologie d'Hoffmann est surtout solidiste ; la plupart des maladies proviennent de la contraction exagérée, du spasme des fibres, ou au contraire de leur atonie. C'est

toujours la vieille conception méthodiste du *strictum* et du *laxum* de Thémison.

La gloire d'Hoffmann est d'avoir su former un
ensemble doctrinal bien coordonné ; sa haute intelligence, la largeur de ses vues, et la justesse de
son esprit ont su sauvegarder son iatro-mécanisme
des exagérations maladroites, des analogies grossières, des comparaisons étroites et enfantines qui
encombrent les œuvres des autres partisans de la
doctrine. Plus grand que Boerhaave, Hoffmann
occupe avec Stahl la première place parmi les médecins de l'Allemagne. Les doctrines trop absolues
sont condamnées à la stérilité : celle d'Hoffmann
a su éviter l'écueil, grâce à son éclectisme ; on
trouve dans les œuvres du professeur de Halle des
traces profondes de chimiatrie, et déjà on sent
passer dans ses écrits, comme une fraîche brise de
vitalisme ; cela fait du bien après une longue et
fatigante excursion sur le sol desséché de l'iatro-
mécanisme.

CHAPITRE XI

A côté d'une catégorie de systèmes qui, nés
dans certaines cervelles plus ou moins excentriques,
sont fatalement destinés à mourir avec elles, il
est en médecine de ces idées générales qui, en
dépit de la vogue des théories régnantes, ne dispa-
raissent jamais complètement et jouissent de temps
en temps d'un regain d'actualité et de succès. Bien
qu'elles subissent différentes incarnations, qu'elles
passent et repassent sur la scène scientifique
habillées de costumes divers, on peut toujours les
reconnaître sous leurs déguisements. Leur succès
provient de ce qu'elles répondent le plus souvent à
quelque notion intime puisée dans le bon sens naturel. Elles sont comme la traduction en formules
scientifiques de faits d'observation journalière et
banale, mille fois constatés. De cet ordre est la doctrine de l'irritabilité qui a eu tant de succès au
xviiie siècle et jusque dans le xixe.

L'idée d'assimiler les mouvements vitaux à une

contraction et à un relâchement alternatif des tissus de l'économie existait déjà chez les philosophes grecs, chez Empédocle et Épicure ; elle se retrouve chez les Alexandrins avec Érasistrate, et devient le point de départ du méthodisme de Thémison et de ses élèves. Dès lors, on peut dire qu'elle n'a pas cessé de figurer chez la plupart des physiologistes et des médecins. En 1672, l'anatomiste anglais Glisson, célèbre par son anatomie du foie, fait paraître son *Traité de la nature énergétique de la substance*. Jusqu'à lui la matière, organique ou inorganique, a toujours été considérée comme inerte, passive, insensible, destinée seulement à l'exercice des propriétés supérieures bien distinctes d'elle-même, comme le mouvement, la sensibilité et la pensée. Glisson le premier réunit dans un concept identique la matière vivante et ses propriétés perceptive, affective, motrice. Celles-ci sont indissolublement liées à la matière vivante, elles font partie intégrante de sa substance au même titre que le poids, le volume, la forme, appartiennent à la matière inorganisée. Elles résident dans la fibre, sorte d'élément organique primitif, qui les exerce en vertu de son irritabilité, et cette irritabilité est donc la faculté que possède la fibre de réagir aux différentes excitations ; elle embrasse aussi bien la contractilité que la sensibilité, deux modes différents de réaction.

La théorie glissonienne de l'irritabilité, fortifiée par les travaux philosophiques du Hollandais Gœrter (1680-1762) qui étudie les différents excitants de cette force vitale, devait perdre son caractère un peu métaphysique et sa forme encore empreinte de l'esprit scholastique en s'épurant pour ainsi dire dans son passage à travers une des plus vastes intelligences des temps modernes. Haller allait lui donner une forme scientifique et expérimentale tout en apportant de notables modifications au fond même de la doctrine.

Albert de Haller naquit à Berne le 16 octobre 1708. Sa capacité de travail touche à l'invraisemblance. A huit ans il avait déjà résumé deux mille articles de dictionnaire. Comme il continua de travailler de la sorte pendant toute sa vie, et comme d'autre part il parvint à l'âge avancé de soixante-dix ans, on s'explique sa prodigieuse fécondité. On le trouve d'abord étudiant à Tubingue, puis auditeur assidu de Boerhaave à Leyde, où il prend le grade de docteur ; puis ami et collaborateur des Cheselden, des Douglas et des Pringle à Londres ; puis élève de Winslow et de J.-L. Petit ; familier d'Antoine et de Bernard de Jussieu à Paris où il se livre avec tant d'ardeur à la dissection, que ses voisins, empestés par les émanations épouvantables de son laboratoire, mettent la police à ses trousses. Il vient à Bâle écouter le mathématicien Jean Bernouilli ; est nommé professeur de médecine à Berne, puis à Gottingue, puis de nouveau à Berne où, oracle de ses concitoyens il finit par mourir d'un accès de goutte en 1777.

Haller a tout vu, tout lu, tout su. C'est un encyclopédiste accompli. Outre son œuvre médicale qui est gigantesque, cet homme universel a su se ménager une place honorable comme historien, biographe, archéologue, botaniste, numismate, érudit, physicien, mathématicien, administrateur et poète !

Ses principaux ouvrages médicaux sont :

Un *Atlas d'anatomie* de 46 planches, ouvrage remarquable par l'exactitude des rapports des organes, et la fidélité de représentation du système artériel (1743) ; les *OEuvres anatomiques ; les Bibliothèques anatomique, médicale, chirurgicale et botanique*, en 28 volumes ; les *Eléments de physiologie du corps humain* (1757).

C'est dans son système de l'irritabilité des parties sensibles (1753) que le médecin de Berne émet en l'appuyant sur de très nombreuses et très remarquables expériences physiologiques, sa théorie de l'irritabilité. Il distingue l'irritabilité de l'élasticité qui n'est pas une propriété vitale, et de la sensibilité que Glisson avait confondue avec elle. Cette irritabilité, il la place d'une façon exclusive dans la fibre musculaire et plus spécialement dans la partie gélatineuse ou glutineuse de la fibre. Il établit et formule en d'autres termes la contractilité musculaire telle qu'elle est admise et démontrée aujourd'hui. Cette théorie physiologique (si prudemment émise par un homme profondément religieux qui répudiait avec indignation les conclusions matérialistes que La Mettrie croyait pouvoir en déduire contre l'existence de l'âme), Gonthier de Breslau, Tissot de Lausanne, et Gaubius d'Heidelberg la transportèrent dans la pathologie, et de nouveau l'hypothèse refleurit. Elle refleurit avec Cullen (1712-1780), professeur à Glascow et à Edimbourg, auteur d'un *Synopsis de Nosologie méthodique*, d'un *Traité de physiologie*, de *Leçons cliniqaes* et d'un *Traité de matière médicale* ; ami et protecteur de Brown, puis bientôt son adversaire acharné. Elle refleurit avec l'écossais J. Brown, (1735-1788) qui transforma l'irritabilité en incitabilité et fonda le stimulisme. Les maladies qui frappent les médecins, ont vraiment parfois un caractère providentiel. La gale de Van Helmont fut l'origine de sa réforme. Si Boerhaave n'avait pas eu un ulcère à la cuisse, il eut sans doute été pasteur et n'eût pas écrit ses *Aphorismes*. Quant à Brown, ce fut à un accès de goutte qu'il dut de se voir révéler le stimulisme. C'était peut-être aussi en partie à la goutte qu'il devait ce caractère emporté et irascible dont il donna tant de preuves dans ses démêlés avec son ancien protecteur Cullen. Après une existence des plus orageuses, tour à tour porté en triomphe par les browniens enthousiastes, ou couvert d'opprobre, par les farouches cullénistes, Brown finit par mourir d'apoplexie, après avoir avalé, suivant sa coutume et pour obéir à sa théorie, un gros de laudanum au moment du sommeil.

Les *Éléments de médecine* forment son principal ouvrage. C'est là qu'il faut étudier le stimulisme. La matière vivante ne diffère de la matière inorganisée que par la propriété d'être affectée par les choses extérieures ou incitabilité. Cette incitabilité qui siège dans le système nerveux et musculaire, à l'exclusion de tous les autres, est mise en jeu par les stimulants. Ceux-ci viennent du dehors comme l'air, la chaleur, le froid, les aliments, les médicaments, etc., ou bien sont contenus dans le corps lui-même comme le sang et les fluides.

La vie est le résultat de cette incitation; elle ne dure qu'au prix d'un stimulus perpétuel : la pondération parfaite entre les stimulants et l'incitation qu'ils produisent constitue la santé. La maladie consiste dans un dérèglement de ce rapport; ou bien la stimulation n'est pas assez forte, soit que les stimulants soient insuffisants, soit que la réaction du corps à ces stimulants soit insuffisante : c'est la diathèse asthénique ; ou bien la stimulation est trop forte soit par excès de stimulants, soit par excès d'incitabilité organique : c'est la diathèse sthénique. On entrevoit d'ici les indications thérapeutiques : on doit combattre la sthénie ou l'asthénie. Or, l'asthénie est de beaucoup la plus fréquente, et Brown ne jure que par la médication stimulante (alcool, vin, substances aromatiques).

Le stimulisme fit fortune, non pas en Angleterre, où malgré Linch et Jones il fut généralement accueilli avec tiédeur, mais en Allemagne avec Reil, en Amérique avec Rush de Philadelphie, en Italie avec Moscati et Locatelli. Mais là, il fit tout à coup volte-face, avec Rasori et Tomassini son disciple, qui, tout en admettant les divisions de Brown arrivèrent à cette persuasion, que la plupart des maladies sont sthéniques et non asthéniques comme le pensait le fougueux réformateur. Aussi le contro-stimulisme remplace le stimulisme, et la médication contro-stimulante (saignées, évacuations spoliatrices, tartre stibié à haute dose) se substitue entre les mains des médecins italiens aux excitants du médecin écossais. Une caricature d'Hogarth représente le festin des gras et des maigres ; les premiers, pansus, sanguins, apoplectiques, se gorgent de viandes et s'emplissent de vins : on pourrait dire que ce sont les disciples de Brown ; les seconds, efflanqués, parcheminés, diaphanes, s'escriment autour d'une maigre pitance : ce seraient les partisans de Rasori. Une telle divergence est-elle un argument contre la médecine? Non certes. L'hygiène des peuples du Nord est aussi différente de celle des peuples du Midi que doit l'être leur thérapeutique. Derrière l'exagération commune à Brown et à Rasori, il y a cette vérité capitale et essentiellement clinique, que l'on doit ne pas soigner à Edimbourg comme on soigne à Rome, que d'une façon générale la médication excitante convient aux pays du Nord comme la médication débilitante s'applique aux pays méridionaux. La thérapeutique doit compter avec la latitude.

CHAPITRE XII

« J'avais des élèves à Iéna, j'en saurai bien trouver à Halle, » répondit fièrement Stahl à Hoffmann
qui lui proposait de contribuer à la fondation de
la nouvelle école. L'homme est tout entier dans
cette réponse : le fondateur de l'animisme a la confiance superbe du philosophe pour qui les plus
grands problèmes de la vie n'ont plus de secrets.
Une sorte de misanthropie qui fait le fond de son
caractère donne à ses moindres paroles comme à
tous ses écrits un je ne sais quoi d'agressif. « Petit,
maigre, exigeant, Stahl sous sa grande perruque
dont les boucles descendent sur ses épaules, a l'aspect froid et mécontent d'un individu qui demande
peu au monde extérieur et qui ne se met pas en
quête de sympathies. » (Lasègue.) Cette austérité
revêche, cette ardeur de prosélytisme dont il fit
preuve toute sa vie, il les devait en grande partie
à l'éducation rigide qu'il avait reçue au foyer pres-
bytérien de sa famille.

Ernest Stahl était né à Anspach, en Franconie,

le 22 octobre 1660. Reçu docteur à Iéna en 1684, il dut à l'éclat de son enseignement libre, d'être remarqué par Hoffmann. Après avoir pendant vingt-quatre ans occupé à Halle les chaires de médecine théorique, de physiologie, de diététique et matière médicale, il se retira à Berlin où il mourut à l'âge de soixante-quatorze ans.

Stahl n'est pas moins connu comme chimiste que comme médecin. Sa théorie de phlogistique régna en chimie jusqu'à Lavoisier. Il a écrit près de trois cents ouvrages sur les différentes branches de la science; les uns sont des dissertations sur des sujets variés de médecine, de physiologie et de chimie, les autres sont des traités plus philosophiques que médicaux où l'on doit chercher les principes de sa doctrine.

A ce point de vue, les ouvrages que l'on doi citer sont :

Les *Recherches sur les différences de l'organisme et du mécanisme*, 1706; le *Traité de la différence du corps mixte et du corps vivant*, 1707; la *Véritable théorie médicale*, 1707.

L'animisme de Stahl attribue tous les phénomènes de la vie à un principe supérieur, unique, immatériel, intelligent qui n'est autre que l'âme. L'âme dirige le corps, lui commande, le pénètre jusqu'aux replis les plus cachés de ses organes. Ce n'est plus seulement le principe doué de facultés supérieures, comme le conçoivent les spiritualistes;

l'âme stahlienne est l'ensemble des phénomènes
vitaux, c'est elle qui pense, qui veut, qui sent avec
le cerveau, c'est elle qui digère avec l'estomac,
qui se contracte avec le muscle, qui secrète avec la
glande. Elle est intelligente et toutes les fonctions
organiques depuis la pensée jusqu'à l'exhalation de
la moindre goutte de sueur, sont les manifestations
de cette intelligence. L'âme est pourvue de pré-
voyance à l'égard de cet organisme qu'elle gouverne
et dont elle répond. Aussi tous ses efforts tendent-
ils à la conservation de la santé. La fièvre, les hé-
morragies spontanées sont des phénomènes salu-
taires et doivent être respectés. Ce sont les armes
que l'âme emploie pour combattre la maladie.
Voilà qui n'est rien autre chose que la nature mé-
dicatrice des anciens et qui aboutit ici encore à une
thérapeutique presque exclusivement expectante.
Le système de Stahl était une protestation contre
l'iatromécanisme et la chimiatrie. Il relevait la
science de la vie en répudiant ces théories qui
tendent à l'expliquer par les lois inférieures bien
ou mal connues de la matière. Il réagissait aussi
contre la multiplicité des forces, des entités, des
archées, dont on avait peuplé l'organisme, en les
réunissant dans une synthèse commune, l'âme.
Que Stahl ait été un écrivain nébuleux, un esprit
chagrin atrabilaire et jaloux, que son œuvre médicale soit demeurée à peu près stérile, on peut en
tomber d'accord mais on doit ajouter à sa décharge

6

qu'il est surtout philosophe, et comme tel qu'il prend place parmi les penseurs les plus profonds, ce qui ne veut pas dire les plus illuminés, que l'Allemagne ait enfantés. Le positivisme médical actuel peut passer indifférent ou dédaigneux devant l'œuvre de Stahl; mais l'humanité doit son admiration et sa reconnaissance à l'homme qui, avec un froid courage, s'est fait au nom de la raison le défenseur de la liberté de penser et d'écrire à une époque et dans un pays où la tolérance n'était pas la qualité dominante, surtout dans les écoles de médecine.

L'animisme de Stahl et la doctrine de l'irritabilité hallérienne avaient commencé à battre en brèche les idées généralement adoptées dans les écoles, grâce à l'autorité de Boerhaave. Le mouvement de réaction en faveur des propriétés vitales se continue en France, à Montpellier où deux hommes représentent cette tendance pendant le cours du xviiie siècle. Ce sont Bordeu et Barthez.

Théophile de Bordeu, né à Iseste (Béarn) en 1722, reçu docteur à Montpellier en 1744, nommé surintendant des Eaux d'Aquitaine, qu'il vante dans la plupart de ses écrits, et dont il retira de bons effets dans le traitement de la goutte qui devait l'emporter, nous a laissé plusieurs ouvrages qui révèlent outre un grand talent littéraire et une solide érudition, des qualités incontestables de clinicien et de pathologiste. Mordant, spirituel, prompt à l'attaque comme à la riposte, Bordeu eut à supporter plus que tout autre la haine et la jalousie dont l'école de Paris s'armait contre tout médecin sorti d'une faculté étrangère. Il faillit être victime des calomnies de Bouvart dont l'austérité et les vertus rendraient la conduite inexplicable dans cette circonstance, si la haine scientifique n'était capable de tout expliquer. « Les médecins guérissent toutes les maladies, excepté la dernière, » disait spirituellement Bordeu. Il aurait peut-être guéri la maladie qui l'emporta et écarté la mort s'il l'avait vue venir; mais il dormait quand elle le frappa, « comme si elle le craignait trop. éveillé, » dirent les agréables du temps.

Les principaux ouvrages de Bordeu sont les suivants : *Recherches anatomiques sur les différentes positions des glandes*, 1752 ; *Dissertation sur les écrouelles*, 1753 ; *Recherches sur les crises*, 1753 ; *Recherches sur le pouls par rapport aux crises*, 1756 ; *Recherches sur le traitement de la colique de Poitou; Recherches sur l'histoire de la médecine*, 1764 ; *Recherches sur les maladies chroniques*, 1775.

Bordeu est vitaliste, il compare l'organisme à une confédération où chaque organe a son existence sociale distincte, est doué de sensibilité et de mouvement. Tous ces organismes secondaires, étroitement unis entre eux, agissent les uns sur les autres, et la réunion de toutes ces existences distinctes, et cependant connexes, constitue la vie qui

n'est en somme que la résultante de toutes ces
forces : conception très voisine de celle de Bichat,
et qui, poussée jusqu'à ses limites extrêmes, repa-
raîtra de nos jours sous la forme du particula-
risme cellulaire. Bordeu, admirateur de Van
Helmont, admet une sorte de triumvirat organique
constitué par le cœur, le cerveau et l'estomac. La
prédominance d'action de l'un de ces organes produit peut-être certaines maladies, mais crée, à coup
sûr, certains tempéraments.

Ces propriétés vitales disséminées dans tout l'organisme, Barthez les réunit, les concentre dans une
seule entité, le principe vital, véritable coup d'état
par lequel il substitue une monarchie à une répu-
blique fédérative. Paul-Joseph Barthez, né à Montpellier en 1734, fut un travailleur acharné. On ra-
conte que la punition la plus dure qu'on pût lui
infliger pendant son enfance, était de le priver de
ses livres. Il mit comme condition formelle à sa
contenance stoïque dans une opération chirurgicale
qu'il eut à subir, que jamais plus on ne l'empêcherait de travailler à sa guise, et cette perspective
lui fit supporter sans un cri, l'amputation de la
dernière phalange du pouce. Docteur à vingt ans,
puis médecin militaire, il fut soigné avec le plus
grand dévouement à Hanovre, pendant une épidémie, par Werlhof dont il resta l'ami intime. Bouvart, l'ennemi irréconciliable des Montpelliérins,
reporta sur Barthez toute la haine qu'il avait vouée

à Bordeu. On dit même qu'il lui tendit un piège que Barthez d'après ses dispositions naturelles ne pouvait éviter. « Une jeune fille vint le trouver et se conduisit de manière à lui faire croire qu'elle ne lui refuserait rien. Mais bientôt se mettant à crier elle l'accusa de violence ;... sans l'intervention du duc d'Orléans, cette affaire qui fit un bruit inouï, lui aurait été très fâcheuse. » (*Biographie médicale*, 1810.) — Membre de l'Institut en l'an VIII, puis médecin consultant de Napoléon Ier, Barthez atteint de calcul vésical comme son ami et client d'Alembert, mourut le 15 octobre 1806. Parmi les ouvrages qu'il a laissés, on doit surtout citer :

Les *Nouveaux éléments de la science de l'homme*, 1778, qui contient toute sa théorie ; la *Nouvelle mécanique des mouvements de l'homme et des animaux*, 1799 ; et le *Traité des maladies goutteuses*, 1802. Le principe vital de Barthez n'est pas chose nouvelle, c'est l'*impetum faciens* d'Hippocrate, le feu pur de Diogène Laërce, et de Lucrèce : c'est le souffle de Jehovah, c'est l'esprit chanté par Virgile.

> Principio cœlum et terras camposque liquentes,
> Lucentemque globum lunæ, Titaniaque astra,
> Spiritus intus alit, totamque infusa per artus
> Mens agitat molem, et magno se corpore miscet.
> Inde hominum, pecudumque genus.
>
> (Virgile, *Eneide*, livre VI. 724(.

« C'est la cause qui produit tous les phénomènes

de la vie, dans le corps humain. » (Barthez.) Il se distingue de l'âme, parce qu'il n'a pas conscience de lui-même : c'est donc une conception différente de l'âme stahlienne, ou plutôt ce n'en est qu'une partie. C'est le principe vital qui est atteint dans les maladies, c'est à son affaiblissement que sont dues la plupart des affections. La thérapeutique de Barthez comprend trois méthodes différentes ; la méthode imitatrice qui tend à seconder le principe vital en tâchant de reproduire expérimentalement les phénomènes qui signalent la guérison (Hippocrate le recommandait déjà); la méthode perturbatrice qui consiste à solliciter le principe vital soit par des excitations, soit par des dépressions, de façon à réveiller son énergie et à provoquer une réaction qui pourra remettre toute chose en place ; et enfin la méthode spécifique qui est purement empirique.

CHAPITRE XIII

Le grand mouvement imprimé à l'anatomie et à
la physiologie pendant le xvii⁰ siècle se continua
dans le cours du xviii⁰, sans se laisser arrêter par
le conflit des systèmes. Des chercheurs opiniâtres
poussèrent l'étude de l'anatomie jusqu'à ses extrêmes limites. Ce furent en Italie Pacchioni, Valsalva, Mascagni, Santorini, et Scarpa ; en Angleterre, Monro, les deux Hunter, et Cheselden ;
en Allemagne Albinus, Lieberkühn, Zinn, Wris-
berg, les Meckel, Sœmmering, Heister ; en France
Vicq d'Azyr, médecin de Marie-Antoinette, et successeur de Buffon à l'Académie française ; Lieutaud,
Sénac, Portal, etc. Le Jardin du roi compte parmi
ses professeurs le danois Winslow converti, comme
Sténon, au catholicisme, par Bossuet.

La physiologie s'enrichit de découvertes capitales ; c'est Spallanzani de Reggio qui élucide

plusieurs des problèmes de la digestion en étudiant le rôle du suc gastrique directement recueilli chez les animaux. C'est Galvani, de Bologne, qui observe l'action de l'électricité chez les grenouilles, découverte féconde dont Volta devait permettre de multiplier à l'infini les applications. C'est enfin notre grand Lavoisier qui, renversant la théorie stahlienne du phlogistique, découvre les propriétés respirables de l'oxygène, reconnaît que la respiration n'est autre chose qu'une oxydation, et donne de cette fonction une formule tellement précise et complète que les travaux récents sans lui rien enlever, n'ont guère pu lui ajouter grand'chose d'important.

Si Vésale recommandait déjà l'ouverture des cadavres comme le seul moyen rationnel de s'élever à la connaissance des maladies et de leurs causes prochaines, on peut dire que ses conseils furent longtemps lettre morte, et que l'étude raisonnée et méthodique de l'anatomie pathologique ne date que du xviiie siècle. Jusque-là on a ouvert quantité de cadavres, noté mille lésions différentes, accumulé les documents précieux, mais dont la dissémination et l'absence de tout lien ne permettent guère de tirer parti. Tenter de mettre un peu d'ordre dans un tel chaos, de ranger chaque chose à la place que son importance lui assignait, fut une entreprise téméraire où s'était épuisée l'activité de Shenck de Graffenberg, et où Th. Bonet lui-même échoua malgré l'incontestable mérite de son *Sepulchretum* (1700).

Il fallait un génie pour accomplir la tâche. Ce fut l'Italie qui lui donna naissance. Jean-Baptiste Morgagni était né à Forli, en Romagne, le 25 février 1682. Il étudia la médecine sous Albertini et Valsalva, et puisa dans l'enseignement de ces grands maîtres, une passion profonde pour l'anatomie, science qu'il professa plus tard avec le plus grand éclat à Padoue. C'était l'époque où venaient de s'ouvrir, dans toutes les capitales de l'Europe, ces académies qui ont tant fait pour le développement de l'esprit scientifique. L'Académie des sciences de Paris, celle des Curieux de la nature, la Société royale de Londres, l'Académie royale de Berlin, et celle de Saint-Pétersbourg se disputèrent à l'envi, l'honneur de compter parmi leurs membres un homme d'une intelligence aussi élevée et d'un savoir aussi étendu. Morgagni était de haute taille, et de constitution vigoureuse ; il était doué de cette gaîté expansive qui n'est souvent que le trop plein de la santé. Après sa mort, survenue à l'âge de 90 ans, la ville de Forli fit frapper en son honneur plusieurs médailles commémoratives.

De tous les médecins du xviiie siècle, Morgagni est un de ceux qui avec Haller et Bordeu ont exercé le plus d'influence sur la direction des recherches médicales. Outre des travaux appréciés de philologie et d'archéologie, il nous a laissé les *Adversa-*

ria anatomica (1706-1741), les *Lettres anatomiques* au nombre de 70, et le *Traité du siège et des causes des maladies dévoilés par l'anatomie*. Avec une grande justesse d'appréciation il assigne à l'anatomie pathologique sa véritable place ; indique de quel secours est son étude dans la localisation des maladies : de quelle lumière elle éclaire l'examen clinique. Egalement soucieux d'éviter toute exagération dans un sens comme dans l'autre, il condamne les détracteurs de l'anatomie pathologique, ceux qui, suivant ses paroles : « jugent d'après ce qu'ils n'ont pas eux-mêmes que ce qui existe chez les autres est superflu », et reconnaît avec la meilleure grâce du monde la stérilité des recherches nécroscopiques qui ne s'appuient pas sur la connaissance exacte de la maladie qui a donné naissance aux altérations organiques.

Ainsi comprise, l'anatomie pathologique prenait une place capitale dans la médecine. L'étude de la lésion rendait compte des symptômes observés pendant la vie, comme ceux-ci édifiaient le médecin sur le développement de la lésion. De là une précision plus parfaite du diagnostic, de là une connaissance plus approfondie de la nature et de la pathogénie des maladies. L'œuvre de Morgagni préparait celle des Bichat, des Laënnec, des Louis et des Virchow ; le xixᵉ siècle pouvait commencer à bâtir : les matériaux étaient prêts.

L'observation clinique ne resta pas en arrière

pendant le xviiie siècle. Borsiéri de Kanilfeld, né à Trente le 18 février 1725, déjà célèbre à vingt ans par les guérisons miraculeuses qu'il obtenait dans le traitement des fièvres épidémiques qui ravageaient Faënza, professeur à Pavie, et plus tard archiatre de la cour de Milan, publia ses *Institutions de médecine pratique*.

En Angleterre, J. Huxham, praticien de Plymouth et observateur exquis, fait paraître son excellent *Traité des fièvres*, décrit une nouvelle forme de typhus, la fièvre lente nerveuse qui porte son nom, et donne de l'angine gangreneuse une monographie où il est facile de retrouver le tableau de l'angine diphthérique. Heberden étudie l'angine de poitrine et certaines formes de rhumatisme chronique. Vers le milieu du xviiie siècle s'ouvre à Vienne, sous le patronage de Marie-Thérèse d'Autriche, une des plus célèbres écoles cliniques de l'Europe. C'est à Gérard Van Swieten, né à Leyde en 1700, élève et commentateur de Boerhaave, premier médecin de l'impératrice, qu'il faut rapporter presque toute la splendeur de cette école qui a servi de modèle à celle de Paris. Les commentaires sur le traité de la connaissance et de la guérison des maladies de Boerhaave sont le plus beau titre de gloire de Van Swieten, bien qu'on lui ait reproché son admiration servile pour le maître, et la pénurie d'opinions personnelles. Un autre élève de Boerhaave Antoine de Haen de la

Haye, appelé par Van Swieten à la chaire de médecine pratique de l'hopital de Vienne, commence le recueil d'observations cliniques ou *Ratio medendi in nosocomio practico*, que continue son élève et successeur Maximilien Stoll, un des plus grands cliniciens du xviiie siècle. D'abord professeur d'humanités, à Halle, puis docteur à Vienne, Stoll mourut en 1788. Il était humoriste ; on l'accusa d'abuser des vomitifs. Il est l'auteur des *Aphorismes sur la connaissance et le traitement des fièvres* (1785).

Pendant le xviiie siècle, la France ne produisit que des cliniciens de second ordre, comme Hecquet, Astruc, Sauvages, etc. Mais elle racheta cette infériorité relative par la fondation de la Société royale de médecine en 1776. Malgré son existence éphémère, puisqu'elle devait disparaître avec tant d'autres institutions à l'époque de la Révolution, cette société, par le grand nombre et la variété de ses travaux eut le temps d'acquérir en Europe une grande réputation.

Quant à la chirurgie, à l'exception de Percival Pott, dont l'Angleterre a le droit de s'enorgueillir comme d'un de ses plus grands maîtres; c'est en France qu'il faut chercher l'histoire de son développement et de ses progrès, et cette histoire se résume tout entière dans celle de l'Académie royale de chirurgie. « Tout est bien qui finit bien... » Ce sont les déplorables querelles entre les chirurgiens-barbiers et les perruquiers, entre les uns et les autres et les chirurgiens de Saint-Côme, entre tous enfin et les médecins, qui aboutirent finalement, par suite de la fusion des barbiers-chirurgiens et des membres de la confrérie de Saint-Côme, à la création de l'académie de chirurgie. » (Daremberg.) Cette société fondée en 1731 fut supprimée également par le fameux décret de la Convention en 1793. Mais elle s'était immortalisée par les travaux des Louis, des Jean-Louis Petit et des Desault.

Il semble qu'on ne puisse mieux clore l'histoire médicale du xviiiᵉ siècle, qu'en rappelant les deux découvertes capitales de la percussion et de la vaccine. C'est en 1760 que d'Auenbrugger, de Vienne, apprit aux médecins à reconnaître l'état des organes thoraciques par le son que rend la poitrine lorsqu'on la percute méthodiquement. Mais il fallut de longues années avant que Corvisart ne tirât de l'oubli le *Novum inventum ex percussione* et ne fît passer dans la pratique courante l'emploi d'un moyen d'investigation qui rend aujourd'hui les plus grands services dans le diagnostic des maladies thoraciques et abdominales.

Edouard Jenner naquit à Berkeley en 1749. Élève de Jean Hunter il se signala d'abord par ses observations si originales sur les mœurs du coucou, puis par un travail sur les tubercules du poumon qu'il croyait formés par des hydatides. C'est en 1796 qu'il commença ses études sur le vaccin. On prétend que les effets de ce virus étaient connus depuis longtemps dans l'Inde ; que Rabaut-Pommier, ministre protestant à Montpellier, s'entretint en 1781 avec le docteur Pew de l'inoculation du cow-pox comme préservatif de la variole, et que Pew promit d'engager Jenner à s'en occuper. Tout cela serait-il vrai que la gloire de Jenner n'en saurait être diminuée. Sa découverte fut de celles qui excitent l'admiration, enflamment l'enthousiasme et commandent la reconnaissance. Toutes les sociétés savantes de l'Europe s'empressèrent de s'associer Jenner ; le parlement anglais se plut à le combler de faveurs ; on frappa des médailles ; Catherine II de Russie lui envoya un diamant d'un grand prix ; le chancelier de l'Échiquier déclara « que le parlement anglais pouvait voter en faveur de Jenner telle récompense qu'il jugeait convenable, puisqu'il s'agissait d'une des plus importantes découvertes que la société ait faites depuis la création du monde et que le mérite de cette découverte était au-dessus de toute expression. »

Jenner mourut le 26 janvier 1823, à l'âge de 64 ans.

CHAPITRE XIV

XIX⁰ siècle. — L'École de Paris au commencement du
XIX⁰ siècle. — Bichat, Broussais, Laënnec.

Le XIX⁰ siècle s'ouvre sous les plus heureux aus-
pices. C'est en 1800 que Bichat fait paraître son
Traité des membranes, et ses *Recherches sur la
vie et la mort*. C'est en 1801 qu'il écrit l'*Anatomie
générale*, le plus important et le plus admiré de ses
ouvrages. Xavier Bichat était né à Thoirette en
1771 ; il avait commencé ses études médicales à
Lyon sous la direction de Marc-Antoine Petit ;
mais, forcé par des troubles politiques de quitter
cette ville, il vint à Paris suivre les cours de Desault dont il devint rapidement l'ami et le collaborateur. A la mort de son maître il termina et fit
imprimer le dernier volume du journal de ce grand
chirurgien ; et malgré la débilité de sa santé, malgré d'abondantes hémoptysies occasionnées par la
fatigue que lui causaient ses cours, ses leçons et
ses veilles, Bichat loin de ménager ses efforts ne
se livra qu'avec plus d'ardeur encore à l'étude de
l'anatomie, de la physiologie et surtout de l'anato-

mie pathologique. Nommé médecin de l'Hôtel-Dieu en 1800, il ouvrit en un seul hiver plus de six cents cadavres ; la plus grande partie de ses journées se passait à l'amphithéâtre où il recueillait les matériaux de son *Anatomie générale* et d'un grand ouvrage qu'il méditait sur l'anatomie pathologique. Exténué par ses immenses travaux, Bichat, qui portait dans sa tête les germes d'une révolution médicale qu'il eut sans doute accomplie, mourut en 1802, il n'avait que trente deux ans. « Bichat vient de mourir, écrivait Corvisart au premier Consul, sur un champ de bataille qui compte aussi plus d'une victime. Personne, en si peu de temps, n'a fait tant de choses et aussi bien. »

« Lorsque Bichat vint à Paris, M. Chaussier, idolâtre d'Hippocrate et de Stahl recommandait l'étude des lois de la vie, et voulait qu'on les étudiât dans les seuls êtres vivants, indépendamment de toute application physique ou chimique, et même dans l'homme seulement ; M. Hallé portait la physiologie dans l'hygiène qu'il soumettait à de lumineuses divisions ; M. Corvisart proclamait l'utilité de l'anatomie pathologique et de l'application de la physiologie à la pathologie ; M. Pinel, non content d'avoir rappelé à l'expérience, à l'observation et au mépris des hypothèses, établissait l'importance de la distinction des tissus affectés dans les maladies et fondait sur cette distinction une partie des divisions de sa *Nosographie*. » (*Biographie méd.*, 1820.)

Esprit essentiellement synthétique et généralisateur, et cependant susceptible des plus fines analyses, Bichat conçut le projet gigantesque de réunir en un seul tous ces systèmes différents, et d'en élever un qui fût basé sur l'anatomie normale et pathologique, sur la physiologie dans l'état de santé et dans celui de maladie, sur l'action des médicaments, et sur l'observation des symptômes morbides. Jusqu'ici on avait considéré surtout l'organe comme jouissant d'une sorte d'autonomie propre ; mais l'organe est lui-même un tout complexe, dans la composition duquel entrent divers tissus. Bichat, lancé dans cette voie reconnut que l'organisme est constitué par un certain nombre de tissus primitifs ; il en décrivit vingt et un tels que le tissu musculaire, le tissu nerveux, le tissu cellulaire, etc., dont la structure, les propriétés physiques et vitales se retrouvent les mêmes en quelque point du corps qu'on les étudie. C'est à l'étude de ces propriétés, des sympathies qui unissent les différents tissus les uns aux autres qu'est consacrée l'*Anatomie générale*. La science a marché depuis Bichat ; quelques-unes des divisions admises par le médecin de l'Hôtel-Dieu ne répondent plus aux découvertes actuelles, et cependant l'*Anatomie générale* est et restera une œuvre de génie. C'est qu'elle a su mettre en lumière et développer l'idée féconde du rôle que chaque tissu est destiné à jouer dans l'économie, soit dans l'état de santé, soit dans celui de maladie. L'influence de Bichat fut considérable ; elle se fit sentir en France, en Angleterre, en Italie, en Allemagne et même en Espagne, il n'est guère de branche de la médecine sur laquelle elle ne se soit pas étendue.

On pouvait espérer que de tels résultats et des progrès aussi sensibles dans la méthode médicale fermeraient enfin et d'une façon définitive, la porte aux théoriciens systématiques. Il n'en fut rien. Les médecins continuèrent de se diviser en partisans de Brown ou de Rasori ; et comme le stimulisme et le contro-stimulisme ne suffisaient même plus à leur appétit d'hypothèses, un troisième système vint leur donner satisfaction. C'est celui de l'irritation défendu par Broussais son inventeur, et qui présente de grandes analogies avec le brownisme et le rasorisme.

François-Victor-Joseph Broussais naquit à Saint-Malo, le 17 septembre 1772. A vingt ans il combattait dans les rangs de l'armée républicaine l'insurrection de la Vendée. Après le meurtre de ses parents, massacrés par des fanatiques politiques, Broussais qui venait de passer six ans comme médecin dans la marine militaire, vint à Paris et s'y fit recevoir docteur à l'âge de trente et un ans. Puis, attaché en qualité de chirurgien aux armées de Napoléon, il assiste aux batailles d'Ulm, d'Utrecht et d'Austerlitz. Déjà célèbre par ses travaux scientifiques, il est nommé en 1814 professeur en second au Val-de-Grâce. Dès lors, placé sur un théâtre digne de son activité, il commence à répandre sa doctrine et entre bruyamment dans cette lutte acharnée qu'il soutint jusqu'à sa mort avec tant d'énergie et de talent. La Faculté de médecine longtemps fermée lui fut ouverte en 1830 et il y occupa la chaire nouvellement créée de pathologie générale. En 1832, lorsque le choléra ravagea Paris, Broussais s'efforça d'appliquer sa méthode antiphlogistique au traitement de cette maladie qu'il considérait comme une violente inflammation des voies digestives. La saignée et les débilitants aboutirent à des résultats déplorables. Casimir Périer, son ami, mourut entre ses mains. Broussais survécut à sa doctrine ; elle était déjà fort discréditée quand il mourut, en 1838, d'un cancer du rectum.

On a dit de lui qu'il était le Danton de la médecine : le mot est juste. Broussais avait du célèbre tribun les formes athlétiques, l'éloquence brutale et l'indomptable énergie. La vie des camps n'avait fait qu'accroître l'absolutisme impérieux de son caractère. Il était de ceux que la contradiction et plus encore l'indifférence atteignent comme une insulte. Ses écrits, surtout l'*Examen des doctrines médicales* ne sont le plus souvent qu'une polémique ardente, parfois injuste, toujours passionnée, à l'égard de ses adversaires. Laënnec surtout l'exaspéra. Entre eux ce fut la guerre, la guerre à mort sans trève ni merci. Mais aussi quel contraste entre ces deux hommes ! Broussais est le lutteur à la poitrine herculéenne, aux muscles d'acier, à la voix tempêtueuse, aux gestes exubérants. Sous son brillant costume de chirurgien militaire, il a les allures d'un tranche-montagne ; et de sa personne comme de ses écrits il se dégage un je ne sais quoi qui fait songer au tumulte des batailles et au sifflement des balles. Chez Laënnec, au contraire, il y a de l'ecclésiastique et du petit noble. Son abord est glacial ; un grand manteau noir enveloppe son corps maigre et chétif ; et sa tête pâle et maladive s'abrite sous un large chapeau qui dissimule à peine le feu sombre de son regard. Il marche à pas comptés ; il parle à peine, mais sa parole est froide et coupante comme son scalpel. Il coule dans les veines de Broussais du sang de conventionnel ; Breton de vieille roche, Laënnec a gardé précieusement au fond de son cœur sa foi religieuse et le culte des vieilles traditions royalistes. Leurs doctrines scientifiques ne sont pas moins opposées.

Broussais est vitaliste et physiologiste. Il ne voit dans la maladie qu'une nouvelle manifestation de la force vitale ; c'est une manière d'être particulière de l'organisme, mais soumise aux mêmes lois que celles qui président à l'état de santé. Pourquoi donc chercher pour la maladie une formule étrangère alors que l'étude des conditions normales

de la vie fournit abondamment aux explications
qu'on en peut demander? Laënnec est organicien et
anatomo-pathologiste : les maladies ne sont que
des lésions d'organes : leur classification doit être
basée sur l'étude des alérations nécroscopiques.
Pour Broussais la cause presque unique des maladies réside dans l'inflammation, processus physiologique que réalise l'organisme lorsqu'il est
soumis à l'influence des irritations extérieures.
Cette irritation provoque l'afflux des liquides, exa-
gère la circulation, amène des engorgements aigus
et chroniques, dans les différents organes. Les
squirrhes, les scrofules, les tubercules, les tumeurs
d'aspect cérébriforme, ne sont que des produits
d'inflammation, et ne diffèrent que par le mode
plus ou moins rapide, plus ou moins intense, suivant lequel cette inflammation s'est produite. Et
voilà la spécificité des maladies réduite au néant.
L'inflammation est tout, explique tout, se retrouve
partout dans la pathologie broussaisienne. La
phlegmasie du tube digestif, la gastro-entérite est
une des plus fréquentes. D'après le professeur du
Val-de-Grâce, le cancer stomacal dont mourut Napoléon Iᵉʳ n'était que le résultat d'une longue inflammation de cet organe par les intempéries, le régime et les médicaments maladroitement adminis-
trés. Nul doute, s'écrie-t-il, que Napoléon n'ait été
guéri, s'il s'était mis entre les mains d'un médecin
physiologiste, et soumis à cette médication débili-

tante, aux saignées, aux antiphlogistiques que Broussais dispensait avec tant de libéralité.

Si l'on met de côté les exagérations monstrueuses de sa doctrine, si l'on veut ne pas tenir compte des résultats le plus souvent pitoyables d'une thérapeutique qui devait faire bondir d'aise les mânes de Guy Patin et de Botal, on ne peut refuser à Broussais une des premières places parmi les médecins de ce siècle : son œuvre capitale, le *Traité des phlegmasies chroniques* (1808) est plein d'enseignements, d'observations scrupuleuses et de descriptions cliniques où il n'y a rien à ajouter ni à reprendre. Outre l'*Examen des doctrines médicales* (1817), on doit citer aussi son livre sur l'*Irritation et la folie*. Broussais a encore fondé pour la défense de sa doctrine les *Annales de médecine physiologique*, qu'il soutint de son autorité et de son talent jusqu'en 1834.

Les théories passent : les découvertes restent. Qui lit Broussais aujourd'hui ? Laënnec, au contraire restera, comme le plus grand observateur des temps modernes, et sa gloire sera impérissable d'avoir découvert *l'auscultation médiate*.

René-Théophile-Hyacinthe Laënnec était Breton. Sa statue s'élève sur la place Saint-Corentin, à Quimper, où il est né le 17 février 1781. Il commença ses études à Nantes, aidé des conseils de son oncle Guillaume Laënnec, puis vint à Paris où il fut reçu docteur en 1804. Médecin de l'hôpital

Beaujon puis de l'hôpital Necker, professeur de médecine au Collège de France, puis de clinique interne à la Faculté, il ne jouit pas longtemps d'une situation scientifique que la faveur lui avait donnée, mais dont son mérite le rendait si digne. La phtisie pulmonaire, dont il avait fait le sujet favori de ses études, l'emporta le 13 août 1826. Ses deux principaux ouvrages sont : le *Mémoire sur les vers vésiculaires* (1805) et le *Traité de l'auscultation médiate et des maladies de poumon et du cœur* (1819).

Il est étrange qu'il ait fallu arriver jusqu'à Laënnec pour tirer parti des signes fournis par l'ouïe dans le diagnostic des affections cardiaques et thoraciques. Il était si simple d'appliquer son oreille sur la poitrine et d'écouter le bruit de la respiration et de la révolution cardiaque. Mais il en est de l'auscultation comme de la plupart des grandes découvertes. Quelque enfantines qu'elles paraissent ensuite, c'est le privilège du génie de savoir les utiliser. Si Hippocrate a parlé d'un bruit de frottement dans la pleurésie, si Harvey a entendu les battements du cœur, cela n'enlève rien à la découverte de Laënnec. Quand de tels observateurs ont passé indifférents à côté d'un filon si précieux, il est doublement glorieux de le reconnaître et de savoir l'exploiter.

Écouter les bruits de la respiration et du cœur, les décrire, les comparer aux modifications que les différentes maladies leur apportent, et baser sur de tels signes, tout en tenant compte des autres symptômes, le diagnostic de ces affections, voilà l'auscultation telle que l'a comprise et pratiquée Laënnec ; c'est en vue de la perfectionner qu'il inventa le stéthoscope. « Je fus consulté en 1816, écrit-il, pour une jeune personne qui présentait des symptômes généraux de maladie du cœur et chez laquelle l'application de la main et la percussion donnaient peu de résultats à raison de l'embonpoint. L'âge et le sexe de la maladie m'interdisant l'auscultation directe, je vins à me rappeler un phénomène d'acoustique fort connu. Si l'on applique l'oreille à l'extrémité d'une poutre on entend très distinctement un coup d'épingle donné à l'autre bout. J'imaginai que l'on pouvait peut-être tirer parti dans le cas dont il s'agissait de cette propriété des corps. Je pris un cahier de papier, j'en formai un rouleau fortement serré dont j'appliquai une extrémité sur la région précordiale et posant l'oreille à l'autre bout, je fus aussi surpris que satisfait d'entendre les battements du cœur d'une manière beaucoup plus nette et plus distincte que je ne l'avais jamais fait par l'application immédiate de l'oreille. » (Laënnec, *Traité de l'auscult. médiate.*)

On pouvait croire qu'une telle découverte allait emporter d'assaut toutes les résistances. Il n'en fut rien. On vit cet étonnant spectacle de médecins justement renommés pour leur savoir et leur ex-

périence hocher gravement la tête en déclarant que
l'auscultation ne servirait à rien ; que le bruit des
voitures empêcherait d'entendre le murmure respiratoire et qu'en somme, si on n'avait pas le
stéthoscope à sa disposition, la pudeur s'opposait à
ce que le médecin appliquât son oreille sur la poitrine de ses clientes ! La jalousie scientifique et
l'amour de la routine sont seules capables dans
leur mesquinerie d'enfanter d'aussi misérables
querelles. Par bonheur, depuis longtemps le calme
règne ; le stéthoscope volumineux et encombrant de
Laënnec, gros cylindre de bois d'un pied de long,
est devenu le gracieux et léger instrument qui rend
chaque jour tant de services au médecin et à l'ac-
coucheur.

Laënnec a créé la pathologie thoracique. Grâce à
lui la phtisie pulmonaire, la dilatation des bronches,
etc., ont été nettement dégagées tant au point de
vue des symptômes qu'au point de vue des lésions,
du chaos des affections respiratoires, et on peut
dire que c'est à ce grand observateur que la pathologie doit d'avoir accompli le plus grand pas qu'elle
ait fait depuis Sydenham. C'est Laënnec qui ouvre
cette ère admirable où la clinique française con-
quiert le premier rang dans l'Europe scientifique.

CHAPITRE XV

Les traditions de la grande École inaugurée en France par Pinel et Corvisart se sont continuées jusqu'à nous. Voilà plus de quatre-vingts ans que notre pays fournit à profusion des cliniciens consommés et des observateurs de premier ordre, et il n'y a pas lieu de craindre qu'il doive en chômer de sitôt. On peut dire même, sans être taxé d'un chauvinisme qui n'a rien à voir dans la question qui nous occupe, que ce fut là pendant longtemps son principal titre à une certaine prééminence médicale en Europe. Mais cette tendance trop exclusive à l'observation pure et simple des affections, qui restreignait au lit du malade ou à la table d'autopsie, le domaine de l'investigation médicale empêcha jusqu'à un certain point la médecine française de prendre part au mouvement plus scientifique qui s'accentuait de jour en jour en Europe, en Allemagne surtout, où les études de biologie expérimentale prenaient une importance et une extension de plus en plus considérable.

Si l'on peut et doit regretter cette sorte de désintéressement que semblaient professer nos médecins pour des études où depuis vingt ans surtout ils ont su prendre leur revanche, les noms de Bayle, de Laënnec, de Louis, de Bouillaud, etc., sont là pour nous consoler : l'importance des travaux, leur but essentiellement pratique, la précision de plus en plus grande qu'ils apportèrent dans le diagnostic des maladies, font de cette période une des plus brillantes de la médecine française.

Quelques années avant Laënnec, il y avait eu Gaspard Bayle (1774-1816) médecin de l'hôpital de la Charité. Grâce à ses *Recherches sur la phtisie pulmonaire*, la lumière commençait à se faire dans l'étude des affections chroniques de l'appareil respiratoire. Le *Traité de l'auscultation médiate* que Laennëc écrivit neuf ans après compléta l'œuvre de Bayle. En 1812, Rochoux fait paraître ses travaux sur l'Apoplexie cérébrale ; le ramollissement du cerveau est décrit par Rostan dix ans plus tard. Puis c'est Louis, l'élève et le continuateur de Laënnec, presque aussi grand que son maître, et en butte comme lui aux sarcasmes de Broussais. Il semble que Louis soit l'incarnation moderne de l'empirisme antique, dont il applique la méthode et les principes avec la plus grande rigueur. Jamais l'observation médicale ne fut poussée aussi loin. Rien n'échappe à sa sagacité ; il n'est pas une circonstance quelque minime qu'elle soit, pas une particularité quelque insignifiante qu'elle paraisse, qui n'ait été notée soigneusement dans l'histoire des maladies soumises à son observation. Enfermé dans le recueillement et le silence de l'Hôtel-Dieu de 1822 à 1826, c'est grâce à ses observations laborieuses, à cette méthode admirable, qu'il put, déjà célèbre par ses *Recherches anatomico-pathologiques sur la phtisie pulmonaire*, dégager un type morbide absolument distinct et par ses symptômes et par ses lésions spécifiques, la fièvre typhoïde, confondue jusque-là dans le chaos des fièvres essentielles putrides, adynamiques, bilieuses, ataxiques, etc., dont les anciens pyrétologues avaient encombré la nosologie. Et Gendrin, et Andral, et Chomel, et Lallemand, et Bouillaud, célèbre par ses beaux travaux sur le rhumatisme et les maladies du cœur, et Cruveilhier, le plus grand de nos anatomo-pathologistes, et Bretonneau de Tours, le père de la diphthérie, et Trousseau son élève, le plus artiste et le plus éloquent des maîtres; et Duchenne de Boulogne, auquel la pathologie du système nerveux doit de si importantes découvertes, et tant d'autres enfin, morts ou vivants dont les travaux sont là pour répondre à ceux qui toujours prêts à se ranger sous l'étendard du vainqueur, contestent à la médecine française la place qu'elle a acquise et que le talent de ses maîtres sait lui conserver.

A l'étranger, la clinique s'enrichit également de

travaux d'une importance considérable. Ce fut en Angleterre : Abercrombie, Graves et avant lui Richard Bright qui, le premier, donna une description symptomatique complète des différentes formes d'inflammation du rein. En Allemagne la pathologie générale continue d'être en honneur ; les idées physiologiques de Broussais, loin de s'éteindre comme en France, trouvent au delà du Rhin un accueil favorable : mais elles se modifièrent dans une certaine mesure, entre les mains de Naumann, de Henle, de Rokitanski, de Frérichs, etc., et grâce à leurs travaux, se fortifièrent de toutes les acquisitions que pouvait leur fournir le concours des travaux du laboratoire et des recherches expérimentales.

Si le xixᵉ siècle a beaucoup fait pour la clinique, il n'a pas moins contribué aux progrès de la physiologie. De combien de problèmes n'a-t-il pas donné la solution ? Il n'est pas une fonction de l'organisme qui n'ait été étudiée jusqu'au plus intime de son mécanisme : tout a été mis à contribution dans ce but. L'arsenal des laboratoires s'est enrichi d'une multitude d'appareils permettant de multiplier les expériences et d'en contrôler les résultats. La chimie a prêté ses réactifs ; l'électricité a fourni ses mille applications ; les lois de l'acoustique, de la lumière, de la chaleur, mieux étudiées et mieux connues, ont permis de descendre plus avant dans la pénétrante analyse des phénomènes de la vie. Laënnec et surtout Rouanet, en 1832, donnent des bruits du cœur une théorie à la fois physiologique et physique. Ludwig, Helmholtz, Viérordt en Allemagne, puis Chauveau, Faivre et Marey en France appliquent la méthode graphique à l'étude des mouvements du cœur et des vaisseaux. Grâce à leurs travaux, grâce au sphygmographe, au cardiographe, etc., les moindres altérations dans le rythme et l'énergie fonctionnelle de ces organes, sont fidèlement enregistrés. Dutrochet en 1828 avait découvert l'endosmose et l'exosmose ; Wasmann de Berlin avait pu isoler la pepsine du suc gastrique : les recherches de Bouchardat, de Sandras, de Claude Bernard fixèrent la nature et le rôle du suc pancréatique ; en 1852, notre grand physiologiste découvrit la glycogénie hépatique.

Presque toutes les notions que nous possédons aujourd'hui sur les fonctions du système nerveux sont des conquêtes du XIXe siècle. La distinction des nerfs moteurs et des nerfs sensitifs date des travaux de Charles Bell et de Magendie ; Marshall-Hall découvre le pouvoir excito-moteur de la moëlle épinière, Flourens décrit dans le bulbe rachidien le point dont la lésion entraîne immédiatement la mort ; c'est le nœud vital. La physiologie si complexe et si importante des nerfs vaso-moteurs, entrevue au siècle dernier par Pourfour du Petit, est élucidée par Claude Bernard et Vulpian, tandis que Romberg et Charcot reconnaissent le rôle trophique du système nerveux. La découverte de l'ophtalmoscope par Helmholtz donne naissance à une science nouvelle ; celles des propriétés de l'œil et de ses maladies. Il n'est pas jusqu'aux plus obscurs et aux plus mystérieux problèmes des fonctions cérébrales qui ne commencent à recevoir un commencement de solution grâce à l'étude des localisations qui substituent aux systèmes hypothétiques de phénologie et de cranioscopie dont Gall et Spurzhein s'étaient fait les défenseurs, des notions certaines tirées de l'anatomie pathologique ; Bouillaud, Dax et Broca fixent le siège de la faculté du langage : Helmholtz calcule la vitesse de la volonté. Enfin malgré la trop longue résistance opposée par la routine, l'ignorance ou la crainte bien excusable d'être compromis parmi les magnétiseurs et les charlatans, les phénomènes d'hypnotisme, de suggestion jusqu'à ces dernières années laissées dans l'ombre, malgré les remarquables travaux de Braid de Manchester (1843) sont devenus l'objet d'études approfondies entre les mains de nos plus grands neuro-pathologistes. Il y a là toute une catégorie de faits dont la nouvelle école de psychologie commence à tenir compte, et qui intéressent au plus haut degré les médecins légistes et ceux qui s'occupent de l'aliénation mentale.

CHAPITRE XVI

**XIXe siècle. — La théorie cellulaire. — Schwann et Virchow.
— La théorie parasitaire. — Davaine et Pasteur.**

C'est en 1838 que deux savants allemands,
Schwann et Schleiden découvrirent, le premier
pour les animaux, le second pour les végétaux, qu'il
existe un élément fondamental primitif de la matière organisée, qu'ils appelèrent la Cellule. Cette
découverte était grosse de conséquences, elle con-
tenait en germe toute la théorie cellulaire qui a
joui et jouit encore aujourd'hui, dans la science,
d'une si grande vogue. Bichat s'était arrêté à la
différenciation grossière, visible à l'œil nu, des
tissus entre eux. Le microscope de Schwann
reculait la solution du problème en montrant que
tous les tissus sont composés de cellules, que
chaque cellule est une sorte d'organisme particulier,
et qu'en réalité le corps n'est qu'un agrégat de
myriades de cellules possédant chacune une indivi-
dualité distincte. La cellule naît, vit et meurt : elle
est sujette à des modifications morbides particu-
lières, et de même qu'il y a une anatomie et une

physiologie propres à la cellule, de même il existe pour elle une pathologie spéciale.

La cellule est une particule de matière organisée : elle est de forme variable, arrondie ou comprimée par pression de ses voisines : elle se compose d'une enveloppe limitant une substance fondamentale ou protoplasma, qui renferme ordinairement un seul noyau, quelquefois plusieurs, avec un certain nombre de nucléoles et de granulations. Et voilà tout. Ce petit élément organique, dont les dimensions très variables, du reste, peuvent ne pas dépasser quelques millièmes de millimètre, peut à lui tout seul constituer certains organismes complets : ce sont les êtres monocellulaires. Mais il peut s'agréger par myriades et former des animaux ou des végétaux plus ou moins complexes. Dans tous les cas, l'axiome fondamental est que tout corps naît d'une cellule primitive, et que toute cellule provient elle-même d'une autre cellule : *omnis cellula cellulâ*, la doctrine partie des dernières limites de l'infiniment petit touche déjà aux problèmes les plus élevés et les plus ardus de la genèse de la vie. Il n'y a pas création de la cellule au sein d'un liquide nourricier, comme le pensaient Lebert, Vogel et Robin ; le noyau de la cellule nouvelle n'est pas le résultat d'une sorte de cristallisation organique du protoplasma comme le croyait Schwann ; la vie ne s'entretient que par succession de cellule à cellule, et cette succession s'opère par

formation de la cellule nouvelle aux dépens de la
cellule ancienne, soit que le noyau se divise, soit
qu'il pousse des prolongements, sorte de bourgeons
qui se détacheront bientôt de la cellule mère,
(Virchow). La cellule est le siège d'échanges organiques : en vertu d'une sorte de pouvoir sélectif,
elle s'assimile les matériaux nécessaires à son
entretien et au rôle qu'elle doit jouer dans l'économie, et elle se débarrasse des scories qui résultent
de son fonctionnement ; de plus elle est contractile,
et elle est sensible. Elle possède donc une vie
propre, une physiologie particulière, différente
suivant les différentes espèces de cellules. La cellule
nerveuse, par exemple, n'a ni les mêmes besoins, ni
les mêmes affinités, ni les mêmes réactions, ni les
mêmes fonctions que la cellule hépatique. Parti-
cipant à la loi de mobilité incessante, et de caducité
fatale qui régit la matière organisée, la cellule a
comme tous les êtres la mort au bout de sa carrière.
Dès lors elle devient, pour l'organisme dont elle fait
partie, un corps étranger dont il ne tarde pas à se
débarrasser par les voies ordinaires d'élimination.
Enfin la maladie ne l'épargne pas, et c'est à l'étude
de cette pathologie cellulaire que sont consacrés les
travaux d'Addison et surtout de Virchow. C'est
entre les mains de ce dernier que la théorie cellulaire a acquis l'importance et la solidité d'une
doctrine.

Un immense espoir de pénétrer enfin jusqu'au

plus profond de l'organisation du corps, d'assister au fonctionnement de ses moindres rouages, de saisir sur le vif le rôle de la cellule dans l'état de santé et dans celui de maladie, entraîna un grand nombre de savants sur les traces de Virchow. Nul doute que la cellule se livrât bientôt aux chercheurs impatients les derniers secrets de la vie et de la mort. Hélas! l'énigme se pose toujours. Le microscope a fouillé tous les tissus du corps. Bien des lésions ont été découvertes dont nos pères ne supposaient pas l'existence : bien des questions jadis obscures ont été éclaircies ; quelques-unes qui semblaient autrefois lumineuses ont été obscurcies ; que les résultats aient été au-dessous de l'attente et que l'on ait eu a subir bien des déceptions, cela est incontestable ; toutefois la théorie cellulaire a porté ses fruits et c'est à elle que l'histologie normale et pathologique doit les progrès si rapides et si considérables qu'elle a pu accomplir depuis la découverte de Schwann et de Schleiden.

Aujourd'hui toutes les espérances se tournent vers une doctrine de date relativement récente mais qui, à l'encontre de ses devancières, a su se faire précéder par des résultats pratiques d'une importance capitale. Certes l'histoire est remplie de ces enthousiasmes irréfléchis dont l'exagération nous fait sourire aujourd'hui ; et notre expérience n'est plus à faire sur les avortements successifs de bien des tentatives. Et cependant, en présence de l'œuvre accomplie, des découvertes réalisées, des bénéfices obtenus, la réserve prudente, sur laquelle se tenaient la plupart des médecins, tombe chaque jour ; les résistances s'éteignent, les hésitants se rallient et les adversaires se recueillent ; la découverte des microbes et de leur rôle dans la genèse des maladies a fait, on peut le dire, éprouver à la médecine une révolution qui n'a de comparable, dans son histoire, que le bouleversement produit par le livre d'Harvey.

De tout temps l'idée du parasitisme a existé dans la science ; il suffisait d'ouvrir les yeux pour apercevoir les gros parasites animaux, la vermine que la malpropreté et la misère entretient et multiplie. Longtemps on considéra la gale comme produite par une altération morbide du sang, par une acrimonie particulière des humeurs, par un vice psorique de l'économie ; et pourtant Avenzoar la regardait déjà comme engendrée par un parasite ; mais il fallait les travaux de Galès, de Renucci, de Bazin et de Hardy pour que la nature parasitaire de la gale fût définitivement admise. Aujourd'hui non seulement on connaît le sarcopte de la gale, mais encore on sait le détruire : en deux heures la thérapeutique actuelle vient à bout d'une affection qu'il fallait autrefois des mois et des années pour guérir.

Ce n'est pas seulement sur nos téguments que les parasites peuvent se greffer : ils se développent aussi dans l'intérieur de nos organes, témoins les kystes hydatiques des viscères, les tœnias, les ascarides, la trichinose, etc. Gruby en 1844, découvre le parasite de la teigne tondante, Schœnlein celui de la teigne fareuse; Eichstedt celui du pityriasis versicolor ; Berg de Stokholm celui du muguet. Déjà il ne s'agit plus d'animaux mais de champignons, de végétaux analogues aux algues mais encore relativement élevés dans l'échelle organique. Aujourd'hui on admet que la plupart des maladies infectieuses, épidémiques, contagieuses, pour ne pas dire toutes, sont produites par le développement dans l'organisme d'êtres microscopiques particuliers, qui vivent et se multiplient à ses dépens : ce sont les microbes : ceux-ci jouent vis-à-vis des éléments organiques un rôle identique à celui que remplissent les ferments animés dans les milieux où ils se développent.

Dans ses travaux sur la fermentation, M. Pasteur, renversant la théorie chimique de Liebig qui admettait que les levûres ne font que transmettre aux liquides fermentescibles le mouvement de décomposition dont elles sont animées, reprit les idées émises dès 1839 par Cagniard-Latour, et découvrit que la levûre est un ferment organisé; qu'elle vit, se développe et se nourrit aux dépens du milieu où elle est plongée, que c'est en s'assimilant certains éléments de ce milieu qu'elle en produit la décomposition; ainsi s'opère sous l'influence de la levûre de bière, le dédoublement des solutions sucrées en alcool et acide carbonique.

« Une fois bien convaincu que l'infinie petitesse de ces agents ne les empêchait pas d'être très actifs et qu'on avait le droit de les rechercher dans une foule de phénomènes où leur présence était inconnue ou ignorée, M. Pasteur n'eut, pour ainsi dire, qu'à ouvrir les yeux pour voir se succéder devant lui une série de découvertes. Il montra les ferments à l'œuvre dans la fabrication du pain, la coagulation du lait, la putréfaction de l'urine, et des substances organiques, dans les maladies des vins et de la bière et, chose plus singulière et plus nouvelle, dans les maladies des vers à soie ; de sorte qu'à leur rôle d'agents destructeurs de la matière morte, ces êtres microscopiques semblaient pouvoir ajouter le rôle d'agents désorganisateurs des tissus vivants. » (Duclaux, *Ferments et maladies* p. 10.)

Déjà en 1851, Davaine et Rayer avaient découvert, grâce au microscope, un organisme particulier dans le sang des animaux morts du charbon. C'était un élément allongé en forme de bâtonnet, ayant une longueur un peu supérieure au diamètre d'un globule sanguin. La bactéridie charbonneuse était-elle donc l'agent pathogène de la maladie, et constituait-elle le mode de contage d'animal à animal ? Ce fut l'opinion de Davaine. Pour en donner une démonstration expérimentale, il inocula à

des moutons une goutte de sang charbonneux : les
animaux moururent ; l'inoculation avait reproduit
la maladie. Alors de tous côtés s'élevèrent des ob-
jections ; pour les réduire à néant, il fallait isoler la
bactéridie charbonneuse, l'inoculer seule, indépendamment de tout autre produit, et l'expérience de-
viendrait concluante. C'est ce que fit M. Pasteur :
sa méthode de culture lui permit d'obtenir la bactéridie à l'état de pureté, par élimination successive
de tous les autres éléments avec lesquels elle se
trouvait confondue dans le sang charbonneux ; le
liquide de culture filtré fut démontré inoffensif, la
bactéridie seule reproduisit par inoculation la maladie. Elle était donc, à n'en plus douter, le microbe
pathogène du charbon.

Forte de cette démonstration, la doctrine microbienne pénètre en médecine. Un grand nombre
de maladies jusqu'alors attribuées à un vice particulier des humeurs, à un génie spécial, à un état
constitutionnel de l'organisme, à une *diathèse*, ont
été reconnues comme engendrés par des parasites
spécifiques. Les expériences de Villemin et de
Chauveau avaient démontré l'inoculabilité de la
tuberculose ; Koch, il y a quelques années à peine,
en découvrit le bacille caractéristique. Le choléra
asiatique que les récentes épidémies ont permis
d'étudier à ce point de vue, semble lui aussi de-
voir être rapporté au développement d'un bacille
particulier. (Koch.) La pyohémie, la septicémie,

l'érysipèle, la diphtérie, les fièvres éruptives, le typhus récurrent, la fièvre typhoïde, la pneumonie, la syphilis, etc., sont actuellement considérées par la plupart des pathologistes comme devant rentrer dans la classe des affections parasitaires : pour plusieurs de ces maladies la démonstration est faite, pour d'autres elle est sur le point d'être réalisée. Dans cette nouvelle conception de la maladie, l'organisme devient un terrain de culture pour le parasite, comme la solution sucrée pour la levûre de bière. Sans doute il y a des degrés dans l'énergie fonctionnelle du microbe : sans doute aussi l'organisme où il se développe est plus ou moins favorable à la culture : il semble qu'à l'égard du virus de certaines maladies comme le charbon, la morve, la syphilis, la rougeole, la vulnérabilité du corps humain soit extrême : pour d'autres affections au contraire, elle est beaucoup moindre : il faut compter avec le degré de prédisposition, de réceptivité que présente l'organisme; autrement dit, la question du terrain subsiste tout entière, et laisse debout tout ou presque tout ce que la médecine ancienne nous a appris sur les états constitutionnels, les tempéraments, etc. Conditions des plus importantes pour le clinicien, et dont un enthousiasme exagéré pour la doctrine nouvelle serait disposé à faire bon marché. On aura beau inoculer la tuberculose à un sujet réfractaire, il n'y a pas à craindre qu'il devienne tuberculeux.

S'il faut le germe pour que la maladie évolue, il faut aussi un terrain approprié.

En résumé, grâce à la théorie microbienne et aux recherches qu'elle a inspirées, la pathogénie de bien des maladies a changé de face, et nous connaissons dans bien des cas l'agent sans lequel la genèse spontanée de l'affection est impossible. Mais ce serait peu de chose si les résultats pratiques n'étaient venus sanctionner la doctrine nouvelle. Certes elle n'a plus à faire ses preuves dans l'industrie et l'art vétérinaire, depuis les travaux de M. Pasteur, sur les maladies du vin et de la bière, sur le rouget du porc, le choléra des poules, la pébrine des vers à soie, et le charbon. En est-il de même en médecine ? c'est aux chirurgiens, c'est aux accoucheurs de répondre. Grâce aux méthodes antiseptiques introduites dans la pratique par A. Guérin, Lister et ses élèves, il n'est pas d'audace que la chirurgie ne puisse se permettre et que le succès ne vienne couronner. Les opérés guérissent aujourd'hui dans ces mêmes hôpitaux où, il y a trente ans, tous ou presque tous mouraient de septicémie, de pyohémie, d'erysipèle, et nos maternités ne sont plus ravagées par la fièvre puerpérale. Et ce n'est pas tout ; non seulement on arrive à lutter efficacement contre les innombrables germes malfaisants qui peuplent l'air, la terre et l'eau ; à leur interdire l'entrée par effraction dans l'économie, mais encore on est sur le point de les combattre par leurs propres armes, en rendant l'organisme réfractaire à leur action à l'aide de vaccinations de virus atténués. C'est encore à M. Pasteur que l'humanité aura dû cette découverte. Est-il téméraire d'espérer que dans un avenir plus ou moins rapproché on n'arrive à guérir bien des maladies réputées incurables, alors qu'il semble que le problème vienne d'être résolu pour la rage?

FIN

TABLE DES MATIÈRES

ANGERS, IMP. BURDIN ET Cie, RUE GARNIER, 4.

ANGERS, IMP. BURDIN ET Cie, RUE GARNIER, 4